AF493581

TRAITÉ

DES

MALADIES DU RECTUM

Td 111
44

TRAITÉ

DES

MALADIES DU RECTUM

PAR

T. B. CURLING, F. R. S.

Chirurgien de l'hôpital de Londres,
Ancien Président du Collège des chirurgiens d'Angleterre.

Annoté et traduit sur la 4e Édition

(Revue et complétée sur des indications manuscrites de l'auteur)

PAR

LE DOCTEUR HENRI BERGERON

Médecin des prisons de la Seine,
Membre de la Société de médecine de Paris,
Chevalier de la Légion d'honneur, etc.

Préface de M. le Professeur GOSSELIN

FIGURES DANS LE TEXTE

7710

PARIS

H. LAUWEREYNS, LIBRAIRE-ÉDITEUR

2, rue Casimir-Delavigne, 2

1883

PRÉFACE

Mon ami le Dr Henri Bergeron m'a demandé ce que je pensais de la troisième édition de M. Curling *sur les maladies du rectum*, et du projet qu'il avait de la traduire. Je lui ai répondu que j'avais lu cet ouvrage et que j'y avais trouvé des documents utiles, sur quelques points de pratique chirurgicale. Je lui ai parlé d'abord de la ligature des hémorrhoïdes. M. Curling est très partisan de ce mode de traitement qui n'a guère été adopté par les chirurgiens français, et qu'on indique, pour le rejeter, dans la plupart de nos traités. J'ai trouvé dans M. Curling des motifs cliniques pour revenir sur cette décision et pour employer la ligature dans certains cas déterminés que j'ai spécifiés dans la troisième édition de mes *Leçons de clinique chirurgicale* (1879). Je lui ai signalé ensuite des documents cliniques et thérapeutiques très importants concernant les affections nerveuses du rectum et notamment celles que l'auteur décrit sous les noms *d'irritation*, de *sensibilité morbide*, de *névralgie* et *d'atonie* du rectum. M. Curling établit là, avec des faits probants qui témoignent de sa sagacité d'observateur, des distinctions auxquelles nous ne sommes pas accoutumés en France, et au courant desquelles il serait bon de nous mettre. Il y a aussi, dans ce livre, des renseignements intéressants sur les rétrécissements du rectum, sur les indications et le mode d'exécution de la colotomie lombaire, tant dans ces derniers que dans les cas de cancer. A tous ces points de vue, il m'a semblé que la traduction projetée par M. H. Bergeron serait des plus utiles, et je lui ai donné le conseil de l'entreprendre.

Mais je l'ai engagé en même temps à compléter l'ouvrage par des notes additionnelles dont il trouverait l'inspiration dans la chirurgie française. M. Curling, à l'exemple de la plupart des auteurs anglais, ne tient pas suffisamment compte de l'opinion des autres. Il écrit ses observations et ses impressions personnelles qui sont des plus précieuses, parce qu'il est clinicien consommé; mais il ne se préoccupe pas assez de savoir dans quelle mesure ce qu'il a vu et fait est en rapport ou en contradiction avec ce qu'ont pu voir et faire d'autres chirurgiens, notamment en dehors de son pays. Cette remarque frappera certainement les lecteurs français, lorsqu'ils arriveront aux chapitres de la fissure (ulcération intolérante de M. Curling), de la constriction sphinctérienne, de la rétention stercorale. Ils s'étonneront de ne pas trouver plus de développements sur le traitement de ces maladies par la dilatation anale, que, depuis les indications données par Récamier et Monod père, nous employons journellement en France, au grand avantage de nos malades. On regrettera aussi de ne pas trouver une description plus précise des chancres de l'anus et du rôle qu'ils jouent dans la production des rétrécissements.

Heureusement, ces quelques lacunes sont comblées

par les notes que M. H. Bergeron a pu ajouter avec la justesse d'esprit et la compétence que lui donne la solidité de son instruction chirurgicale. De cette façon, le lecteur aura sous les yeux un tableau complet de la chirurgie anglaise et de la chirurgie française sur les maladies délicates et difficiles à l'étude desquelles M. Curling a apporté une si minutieuse attention.

Je ne puis donc, en terminant, que féliciter M. H. Bergeron, et lui prédire que sa traduction aura le succès qui attend les œuvres utiles et consciencieuses.

Paris, 18 novembre 1882

L. GOSSELIN.

PRÉFACE DU TRADUCTEUR

Avant de livrer au public cette traduction, je crois devoir dire que l'ouvrage des Maladies du rectum, par le Dr Curling, parvenue à sa 3e édition en 1876, serait d'une actualité moindre, si je ne devais à la grande obligeance du savant chirurgien anglais une revision récente de son livre et des notes complémentaires qu'il m'a fournies dans le courant de cette année.

Je tiens à lui en exprimer ici tous mes remercîments ainsi qu'à mon cher maître, le professeur Gosselin, qui a bien voulu m'aider de ses conseils. Ce nom glorieux dans notre Ecole a déjà été associé à celui du Dr Curling, ce qui permet d'espérer pour ce travail un bon accueil du public médical français.

30 novembre 1882.

Dr H. Bergeron.

DES

MALADIES DU RECTUM

CHAPITRE PREMIER

OBSERVATIONS PRÉLIMINAIRES

La dernière partie du canal alimentaire, le rectum, est sujette à des désordres aussi nombreux que variés, désordres qui sont sous la dépendance de sa structure compliquée, de sa fonction si complexe en physiologie et des rapports si importants qu'il affecte avec les organes voisins.

Les maladies du rectum sont aussi fréquentes que les autres espèces d'affections qui peuvent atteindre les diverses parties de l'organisme humain, et, dans un grand nombre de cas, elles occasionnent non seulement des souffrances d'une excessive acuité, mais encore elles sont presque toujours accompagnées d'une extrême dépression des forces et d'une anxiété morale très vive, généralement, beaucoup plus prononcées que la gravité de la maladie ne le comporte.

Un grand nombre de ces affections sont le résultat des mauvaises conditions hygiéniques qu'engendrent et les habitudes sédentaires et les raffinements de la vie civilisée. On les rencontre plus fréquemment, dans la classe moyenne et dans les situations élevées de la société.

A part quelques rares exceptions, il n'y a pas de maladie qui cède plus facilement et plus radicalement à un traitement chirurgical intelligent et qui donne au praticien de plus légitimes satisfactions. Les affections du rectum peuvent être prises pour des maladies de l'utérus, voire même de la vessie et de la prostate. On peut croire que l'écoulement produit par une fistule anale sort du vagin. Des malades qui n'avaient qu'une contracture de l'extrémité inférieure du rectum ou bien une déchirure du périnée et du sphincter, ont été traités pour des diarrhées chroniques. On a cru encore à des obstructions intestinales, quand il n'existait qu'un obstacle à la partie inférieure de l'intestin, et parfois, ce diagnostic a été fait trop tard pour qu'on pût remédier efficacement à cette grave affection.

Dans le traitement de ces maladies, il est de la plus haute importance de faire un examen direct et approfondi de la partie malade. En négligeant cette précaution, on s'expose à méconnaître de sérieux désordres qui, reconnus plus tôt et soumis à un traitement efficace, auraient pu être arrêtés, dès leur origine.

Chez les femmes, la réserve naturelle à leur sexe ne les amène que trop souvent à cacher leurs souffrances et à se refuser à toute espèce d'examen.

L'exploration à l'aide du doigt donne certainement les notions les plus précises et les plus importantes. Ce moyen nous fait reconnaître les contractures de l'orifice, aussi bien que les tumeurs et les excroissances. Un doigt expérimenté peut même découvrir des ulcères et apprécier exactement leur étendue et leur situation. L'examen doit être fait avec une extrême douceur; cette précaution est indispensable quand le sphincter est irrité. Le chirurgien ne doit introduire l'index qu'après l'avoir bien graissé; il s'avancera doucement, saura s'arrêter de temps en temps, attendre que le sphincter soit devenu tolérant. Le muscle cède bientôt, et permet au doigt de passer sans souffrance. Une introduction brusque excite la résistance du muscle qui se contracte spasmodiquement et le passage du doigt provoque, alors, des souffrances intenses, d'une très longue durée.

L'usage des spéculums facilite l'examen et permet une application plus exacte des remèdes topiques. Ces instruments sont de différentes espèces, mais plusieurs d'entre eux sont si mal construits, que l'usage en est très restreint. Leurs lames minces laissent entre elles des intervalles, entre lesquels la muqueuse intestinale s'introduit et se pince. Dans d'autres, l'ouverture est trop étroite pour examiner la partie malade.

Il faut bien se persuader que les parties qu'il faut examiner sont situées, à peu d'exception près, à un pouce et demi (4 centimètres) de l'orifice anal, le plus souvent dans la région du sphincter.

Cependant le spéculum qui m'a paru le plus utile pour l'examen des parties profondes et les applications de to-

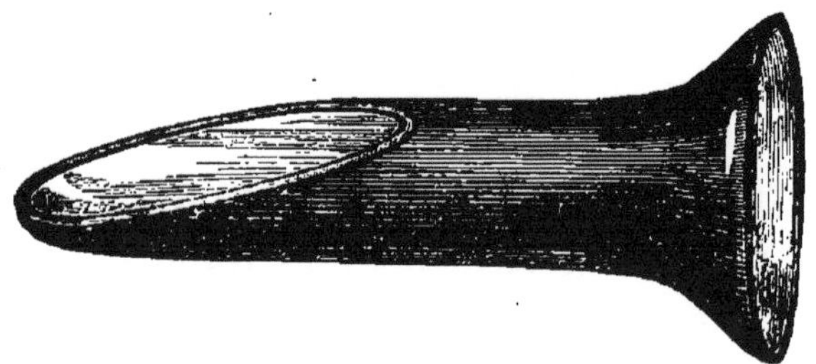

Fig. 1.

piques médicamenteux est le spéculum de verre argenté, à extrémité conique et à large ouverture sur le côté.

Un spéculum en verre, muni d'une ouverture oblique à l'extrémité, est parfois très commode, pour appliquer des solutions caustiques, dans les cas d'ulcères et de contractures. Il est impossible pourtant de l'introduire, quand le sphincter est contracturé.

Avant l'emploi d'un instrument, quel qu'il soit, il faut vider le rectum, et, s'il est nécessaire, le nettoyer à l'aide d'une injection d'eau tiède.

On a inventé divers rectoscopes pour examiner *de visu* le siège des maladies situées à la partie supérieure du rectum, mais j'ai rarement réussi à en obtenir quelques renseignements utiles que je n'aurais pas pu me procurer par un autre procédé.

En réfléchissant de la lumière à travers un long tube de verre, j'ai pu constater l'état congestif de la muqueuse, à la partie supérieure du rectum et reconnaître, en ce point, des ulcérations syphilitiques, dysentériques ou cancéreuses; j'ai pu aussi appliquer, par ce moyen, des topiques sur les parties malades (*a*).

Pour examiner les lésions de la partie supérieure du rectum, aussi haut que le doigt puisse atteindre, vous ferez porter le malade sur la jambe gauche, vous lui ferez fléchir la cuisse et la jambe droite, en posant son pied sur une chaise et vous l'engagerez à pousser, comme pour aller à la selle. Dans cette position, le poids des organes abdominaux abaisse le rectum et facilite l'exploration digitale.

Dans certains cas, quand le sphincter est très relâché,

(*a*) On peut employer, à cet effet, la lampe dite éclairage chirurgical. Je me suis fort bien trouvé, dans un cas récent, de la lampe électrique à incandescence de Trouvé qui, munie d'un très petit réflecteur, peut être aisément introduite dans le spéculum ani.

(*Note du traducteur.*)

le chirurgien peut, s'il a la main petite, l'introduire entière dans le rectum, en la disposant en cône, en la graissant avec soin et en opérant avec une grande douceur. On peut ainsi explorer la partie la plus élevée du rectum ou saisir une végétation saillante (*a*).

Cette manœuvre est plus facile chez les femmes que chez les hommes et, en tout cas, ne doit être employée qu'avec les plus grandes précautions pour éviter la rupture du péritoine.

Chez les femmes on peut encore examiner la paroi antérieure du rectum en la faisant saillir à l'extérieur au moyen d'un ou deux doigts introduits par le vagin.

Les anesthésiques sont un précieux auxiliaire dans le traitement des maladies du rectum. Ils m'ont donné les plus grands avantages et la plus grande facilité pour faire les examens. Le sphincter se relâche sous leur influence, et on peut avoir complètement sous les yeux le siège du mal, dans les cas où la douleur et le spasme formeraient d'insurmontables obstacles à un examen complet. Mais c'est surtout dans les opérations sérieuses que le chloroforme facilite les manœuvres et épargne au malade d'horribles souffrances.

(*a*) Allingham a, en effet, plusieurs fois et sous l'influence du chloroforme introduit la main entière dans le rectum après avoir dilaté le sphincter. Néanmoins, il croit cette manœuvre impraticable chez l'homme et il cite deux cas de mort observés par Heslop (*The Lancet*, 11 *mai* 1872) qui sont survenus après cette introduction dans des cas de rétrécissements.

Mais les chirurgiens allemands, dans ces derniers temps, ont été beaucoup plus loin. G. Limon, d'Heidelberg, a introduit la main entière chez des adultes bien conformés sans accidents. Mais sur le cadavre, il a pu constater que le rectum, au-dessus de l'insertion du mesorectum, se déchire quand la dilatation est portée au delà de 15 centimètres ; par conséquent, la main ne peut, sans danger, franchir cette limite. Ce procédé d'exploration reste donc un moyen exceptionnel qu'il ne faut employer qu'avec la plus grande circonspection.

(*Note du traducteur.*)

Il est inutile de dire qu'il ne faut entreprendre, à l'anus ou au rectum, une opération si légère qu'elle soit, qu'après avoir interrogé avec soin le malade sur ses antécédents et son état de santé général.

J'ai entendu parler de phlegmon diffus consécutif à l'excision d'une petite excroissance, à la division d'une fistule ; on cite des cas de phlébite à la suite d'extirpation de tumeurs hémorrhoïdales. Certainement les plus petites opérations peuvent exposer les malades à de fâcheuses conséquences, mais cela est très rare pour cette région, quand on n'a pas négligé les précautions dont nous venons de parler.

Aucun chirurgien prudent n'entreprendra ces opérations, chez des sujets doués d'une mauvaise constitution, atteints d'une maladie organique des poumons ou du foie, affectés d'urines albumineuses.

Avec une grande prudence dans le choix des cas opérables, avec une exécution minutieuse des procédés opératoires, avec un traitement consécutif bien conduit, les résultats sont aussi heureux, aussi satisfaisants que dans n'importe quel cas chirurgical.

CHAPITRE II.

ULCÉRATION INTOLÉRANTE DU RECTUM.

Cette affection correspond à la fissure des auteurs français.

La membrane muqueuse de la partie inférieure du rectum est disposée en plis longitudinaux, qui s'effacent dans la portion plus élevée et plus large de l'intestin. Ces plis se terminent en bas du sphincter externe. A cause de cette disposition, la membrane muqueuse est plus ou moins dilatée entre les plis chez les différents sujets, mais chez beaucoup d'entre eux, elle l'est au point de former de petits sacs, de véritables poches.

A côté des plis, dans les espaces qui les séparent, de courtes colonnes s'avancent à peu près de 3/8 de pouce (2 centim.). Elles sont séparées par des sillons ou sinus, plus ou moins profonds, disposés symétriquement autour de la partie inférieure du rectum.

Au moment des évacuations alvines, des corps étrangers, de petites masses de féces durcies, peuvent s'arrêter, se cacher dans les petites poches dont nous venons de parler. Et c'est dans ces petits sinus, ainsi exposés à l'irritation, à la desquamation, à la déchirure que se forment, accidentellement, les ulcérations superficielles circonscrites.

Quand on examine l'ulcère, sans dilater le rectum, les bords de la solution de continuité se présentent seuls à la vue et offrent l'apparence d'une fente ou *fissure*. C'est le terme qu'on donne généralement, mais bien improprement, à cette lésion, qui, bien que consécutive le plus souvent à une déchirure, est certainement plus étendue qu'une simple crevasse ou fissure de la membrane muqueuse de l'intestin.

Cet ulcère peut se rencontrer en n'importe quel point de la circonférence inférieure du rectum; mais il siège, le plus souvent, à la partie postérieure, au niveau du coccyx. Il est tout à fait superficiel et, quoique plus souvent oval, il peut présenter la forme circulaire. Son grand axe est longitudinal et ses deux extrémités occupent toute la hauteur du sphincter interne.

Un doigt expérimenté peut reconnaître, par le toucher, la lésion, et apprécier son étendue, surtout quand les extrémités sont indurées, ce qui est le cas le plus fréquent. A l'aide du spéculum, les plis longitudinaux s'effacent; l'ulcère est bien exposé à la lumière et on voit nettement que ce n'est pas une simple fissure, mais une érosion assez étendue. La surface est d'un rouge plus brillant que les membranes qui l'environnent et les bords en sont dentelés, comme ceux d'un ulcère ordinaire. On trouve souvent, dans ces cas, une petite hémorrhoïde pédonculée ou une végétation en forme de polype attachée au point opposé de l'intestin. La végétation se loge dans l'ulcère, ajoute à son irritation normale, et rend la guérison plus difficile encore.

Les souffrances qu'occasionne cette ulcération varient beaucoup d'intensité, mais la solution de continuité est généralement d'une extrême sensibilité et occasionne des angoisses extrêmement pénibles.

Sa situation est telle que les fèces, dans leur passage, frottent sur sa surface et ce contact douloureux excite des spasmes du sphincter qui causent une sensation de brûlure très vive. Cette douleur se prolonge parfois pendant deux ou trois heures et elle est généralement bien plus vive, après la défécation, qu'au moment où celle-ci s'accomplit.

Dans quelques cas, il s'écoule parfois cinq ou dix minutes entre l'évacuation et le moment où la douleur apparaît.

Cette souffrance est quelquefois si vive que le malade résiste au désir d'aller à la selle et laisse s'établir une constipation opiniâtre, tant il craint les douleurs qui accompagnent les évacuations. J'ai connu même des malades qui refusaient de prendre de la nourriture dans la crainte des défécations douloureuses. Chez un sujet qui s'est confié à mes soins, l'intensité était telle que ce jeune homme avait pris la dangereuse habitude d'inhaler du chloroforme, quand il allait à la selle, et on ne pouvait le persuader d'aller au cabinet sans cette précaution.

La douleur, ordinairement augmentée pendant la défécation et les quelques heures qui la suivent, est souvent continue. Le malade est constamment en proie à une souffrance aiguë, lancinante, qui le prive de repos, déprime son moral et le rend vraiment malheureux. La moindre pression sur l'anus produit du malaise, le patient évite de s'asseoir et même de s'appuyer sur une seule jambe ou de se coucher sur le dos. De temps en temps, il place son doigt en dehors de l'ânus, au point qui correspond au siège de l'ulcération interne.

La douleur prend souvent un caractère névralgique, remonte dans le dos, au niveau des lombes, ou se propage le long de l'urèthre. Un homme qui souffrait horriblement ressentait ses douleurs dans le cordon spermatique et la partie supérieure de la cuisse, mais la souffrance la plus cruelle était celle qui se faisait sentir dans le cordon. L'irritation peut se propager jusqu'à la vessie et amener des mictions douloureuses. Les selles sont quelquefois tachetées de sang.

Les douleurs aiguës que nous venons de décrire se

montrent seulement, quand l'écorchure se trouve dans la zone du sphincter. J'ai soigné avec le Dr Arthur Jarre une dame qui, à la suite d'une selle très constipée, s'était fait une écorchure de la muqueuse rectale au-dessus du muscle sphincter. On la sentait avec le doigt et on la voyait parfaitement à l'aide du spéculum. L'ulcère qui en fut la suite causait beaucoup plus de malaise après la défécation, mais la douleur était bien moins vive et bien moins durable que celle de l'ulcère irritable, et l'écorchure se guérit rapidement après des applications locales.

L'ulcère irritable du rectum n'est pas une affection commune, comparativement aux autres maladies de cet organe. L'ablation des hémorrhoïdes, l'incision d'une fistule sont rarement la cause occasionnelle d'une écorchure persistante, et encore moins d'une ulcération intolérante. Il y a cependant des exceptions. Un des plus douloureux ulcères que j'eus à traiter était la conséquence, comme je l'ai appris plus tard, de l'excision d'une petite tumeur hémorrhoïdale. Dans un autre cas où j'enlevai une énorme tumeur hémorrhoïdale par la ligature, le malade ne suivit pas mes recommandations de prendre quelques jours de repos à la suite de l'opération ; il se remit trop tôt à une occupation active et une écorchure ulcérée en fut la conséquence.

J'ai vu aussi une dame, d'une constitution très nerveuse, être atteinte d'une fissure à la suite de l'extirpation d'une tumeur hémorrhoïdale interne, à l'aide du nitrate acide de mercure.

L'ulcération irritable se rencontre généralement à l'âge moyen de la vie et plus souvent chez les femmes que chez les hommes. Chez les sujets d'un tempérament nerveux, les caractères sont parfois si bizarres que les malades déroutent souvent le praticien. Il est vraiment remarquable de voir que, même dans des cas les plus faciles, cette ulcération est souvent méconnue.

Le toucher à l'aide du doigt n'est pas toujours suffisant, car l'ulcération est souvent superficielle et il n'y a qu'un doigt bien délicat et très expérimenté qui puisse le découvrir. Dans tous les cas de défécation douloureuse que le chirurgien ne peut s'expliquer, il faut examiner le rectum au spéculum avec beaucoup de soins.

L'écartement des bords de la marge de l'anus, la dilatation du sphincter, pour bien apercevoir l'ulcération, ou même l'introduction du doigt, excitent dans beaucoup de cas un spasme considérable, et l'orifice violemment contracté se resserre avec force. Dans ce cas-là, il vaut mieux s'arrêter et prier un des aides d'administrer un anesthésique. Quand le malade se trouve sous l'influence de cet agent, son sphincter se relâche entièrement et le chirurgien peut alors explorer complètement la partie malade, déterminer le siège exact, le caractère particulier et l'étendue de l'ulcération. Quand il n'y a que peu ou pas de contracture du sphincter, ou quand le muscle a été relâché sous l'influence du chloroforme, le chirurgien peut se servir de ses deux doigts pour dilater l'anus et voir le siège de l'ulcération.

Cette solution de continuité se guérit rarement sous l'influence des applications locales. Il est indispensable d'employer comme traitement une incision longitudinale qui passe par le centre de l'écorchure et qui comprenne les fibres les plus superficielles du muscle sphincter. Le but de l'opération est de mettre le muscle en repos, pour un certain temps, d'élargir le passage et de déplacer le siège de l'écorchure; en un mot, d'écarter les causes d'irritation qui empêchaient la guérison.

L'incision n'est pas, il est vrai, toujours indispensable, mais, dans les cas où la douleur est intense, où le spasme du sphincter est prononcé, c'est prolonger les souffrances que de tenter la guérison, à l'aide des applications locales, qui n'aboutissent le plus souvent qu'à un insuccès. Nous croyons donc meilleur de n'en pas faire l'essai.

L'idée première d'obtenir la guérison de cette affection au moyen de l'incision appartient à Boyer, chirurgien français distingué. Son opération consistait en une profonde incision, procédé d'une gravité inutile (1). Dupuytren pratiquait uue incision moins étendue que celle que Boyer préconisait, et feu M. Copland se contentait d'une simple incision superficielle de la partie. En me décrivant l'opération, cet éminent praticien ne m'en parlait que comme d'une simple division de la muqueuse.

Je suis convaincu que sur ce point, il est dans l'erreur et que dans tous les cas cela serait insuffisant. Du reste, quelle que légère et superficille que soit l'incision, quelques-unes des fibres du sphincter anal doivent être divisées.

J'ai eu l'occasion d'examiner le rectum d'une dame atteinte de cette affection, alors qu'elle était encore sous l'influence du chloroforme. L'organe était bien dilaté et bien éclairé et je pus, très distinctement, apercevoir les fibres du muscle qui formaient le fond de l'ulcération. Il est donc évident que dans un cas semblable, quand l'ulcère a détruit toute l'épaisseur de la muqueuse, une incision pratiquée au niveau du mal atteint et divise les fibres musculaires.

(1) La plus sérieuse objection que l'on puisse faire à la division étendue du muscle, opération pratiquée encore par plusieurs chirurgiens de notre pays, est d'amener une absence de contractilité du muscle, une incontinence des matières fécales qui tourmente les malades même après la guérison complète.

La veille de l'opération il faut administrer un purgatif, afin que les intestins puissent rester en repos pendant les deux ou trois jours qui suivront l'opération.

Le malade doit être placé sur le côté gauche, le siège un peu en dehors du lit, les cuisses pliées et l'anus bien éclairé. Un anesthésique peut alors être administré. L'opération demande si peu de temps, qu'on peut se servir du protoxyde d'azote comme anesthésique. L'incision peut se faire de deux façons : de dedans en dehors ou de dehors en dedans. Dans cette dernière manière de faire, on porte un bistouri, à pointe bien acérée, à travers les tissus au niveau du fond de l'ulcère et on divise les parties molles, à l'aide d'une incision pratiquée de dehors en dedans, et passant par le centre de l'ulcération.

On peut introduire, préalablement, un spéculum pour protéger la paroi opposée de l'intestin contre la pointe et le tranchant du bistouri.

Je préfère pratiquer l'opération de dedans en dehors ; elle est plus facile, plus aisée à faire sans le secours du spéculum. On porte au centre de l'ulcération le tranchant d'un bistouri à pointe mousse, et on pratique une petite incision superficielle. Il est important de débrider plus largement les fibres du muscle sphincter à l'extrémité de l'ulcère, près de la marge de l'anus. On évite ainsi qu'il ne se forme, à la partie supérieure des culs-de-sac, des anfractuosités dans lesquelles la matière fécale pourrait séjourner.

Quand on a eu cette précaution, le traitement consécutif est très simple. Je n'ai jamais été inquiété par une hémorrhagie ; mais si quelque vaisseau donnait du sang, il faudrait le saisir à l'aide d'une pince et en faire la ligature.

J'ordonne généralement une assez forte dose de laudanum, dans une mixture de craie et de teinture de cannelle qu'on administre peu de temps après l'opération.

Au bout de trois ou quatre jours, je fais prendre un laxatif léger que je répète, s'il est nécessaire, afin d'empêcher la constipation et de produire une défécation sans efforts. Un lavement d'huile d'olive chaude, donné avant la première selle, ramollit les matières et facilite leur passage.

Le résultat de l'opération est remarquable. Les phénomènes douloureux disparaissent immédiatement, et il n'y a plus d'autre sensation pénible que celle qui résulte de la plaie, et il est rare que la guérison de l'ulcère n'arrive pas, dans l'espace de deux ou trois septénaires.

La marche de la plaie doit être cependant surveillée, jusqu'à ce que le chirurgien se soit assuré par un examen direct qu'elle est parfaitement guérie, car je connais des cas dans lesquels l'opérateur a eu des déceptions; les symptômes douloureux se reproduisaient alors que le malade avait été considéré comme complètement guéri.

L'opéré gardera donc la position horizontale, mais il n'est pas nécessaire qu'il reste au lit, il suffit qu'il s'étende sur une chaise longue.

Si la cicatrisation de l'ulcère marche lentement, on peut le toucher avec un pinceau, trempé dans une solution de nitrate d'argent, ou le graisser, de temps en temps, avec quelque pommade stimulante.

Pour s'assurer si la plaie est bien guérie, il vaut mieux ne pas employer l'examen au spéculum qui pourrait froisser les tissus et rompre une cicatrice encore peu solide.

Si un morceau de ouate de laine qui a séjourné plusieurs heures dans la partie malade n'est point coloré en jaune, si on ne perçoit aucune trace d'ulcération à l'aide du doigt, si enfin le malade n'éprouve aucune douleur après les selles, on peut être certain que la plaie est tout à fait fermée.

Dans les cas où l'ulcère irritable est compliqué d'une excroissance pédonculée, il faut extirper ou lier cette tumeur après avoir pratiqué l'incision de l'ulcère.

Il ne faut soumettre les malades à l'opération qu'après avoir épuisé les autres moyens, car dans les cas où le spasme est léger, où les souffrances sont tolérables, la guérison peut être obtenue sans intervention chirurgicale.

Le malade doit alors rester au repos dans la position horizontale, prendre de légers laxatifs pour obtenir des défécations faciles. L'ulcère sera en outre badigeonné avec une forte solution de nitrate d'argent, ou touché avec un crayon de sulfate de cuivre. Matin et soir, on graisse légèrement la surface avec une pommade mercurielle faible, telle que l'*unguentum hydrargiri* étendu de deux parties d'axonge ou l'*unguentum hydrargiri nitratis mitius*.

Pour les ulcères très sensibles, on recommande les pommades qui contiennent de l'extrait de belladone et on ajoute, à ce moyen, quelques applications de pommade mercurielle. On emploie la proportion de 1 ou 2 gr. de métal pour 1 once d'axonge (6 à 12 centigr. pour 30 gr. d'axonge). On emploie en France un autre procédé de traitement de la fissure; c'est la dilatation forcée du sphincter au moyen des pouces introduits dans l'anus. Ce procédé a été imaginé par Récamier et il possède, dit-on, le grand avantage de ne pas obliger le patient à rester au lit longtemps et de lui permettre de reprendre ses occupations, après quelques heures de repos.

On admet cependant que le traitement par la dilatation est moins sûr que le traitement par l'incision. Giraldès mentionne les cas de trois femmes chez lesquelles il a eu recours à l'incision avec succès après avoir essayé en vain de les guérir par la dilatation forcée.

L'opération par l'incision est si simple, si efficace, si exempte de danger que je ne vois aucune raison de lui substituer le procédé brutal et incertain de la dilatation forcée (*a*).

Le tégument délicat qui forme la marge de l'anus est sujet à des érosions linéaires ou crevasses, et de petites écorchures se forment accidentellement entre les plis de la peau, à la partie externe du sphincter ; elles ont probablement pour origine une affection des follicules de cette région.

Ces crevasses ou écorchures occasionnent plus ou moins de douleurs à la défécation et donnent souvent lieu à des démangeaisons agaçantes, mais elles ne s'accompagnent jamais de la contracture spasmodique du sphincter, ni des douleurs intenses qui surviennent dans le cas d'ulcère du rectum. Elles sont presque toujours faciles à guérir.

(*a*) La dilatation forcée de l'anus s'exécute de la façon suivante : Le malade est endormi par le chloroforme, le chirurgien graisse ses pouces avec du cérat, les introduit l'un après l'autre dans l'anus, et vient placer, pour y prendre point d'appui, les quatre autres doigts sur la tubérosité correspondante de l'ischion. Il écarte alors peu à peu les deux pouces et ouvre avec eux l'anus dans le sens transversal, jusqu'à ce que ses pouces, coiffés par le rectum, rencontrent les ischions. Il amène ensuite les doigts, l'un en avant, l'autre en arrière, et dilate l'anus dans le sens antéro-postérieur. Ce procédé, décrit par M. le professeur Gosselin, dans le Dictionnaire de médecine et de chirurgie pratiques, offre l'avantage, comme le dit M. Curling, de ne pas maintenir le malade au lit plus de quelques heures. M. Gosselin propose encore l'opération mixte dans laquelle on commence par dilater doucement l'anus avec les index pour bien voir toute la hauteur de la fistule, puis on incise celle-ci en ne comprenant que le quart de l'épaisseur du sphincter.

On peut encore opérer la fissure par excision, comme le faisait Jobert de Lamballe. Dans un cas de fissure récidivante, M. Gosselin a employé la dilatation quotidienne faite tantôt avec un seul, tantôt avec deux doigts, et a obtenu un succès complet.

(*Note du traducteur.*)

Chaque jour, il faut faire un lavage avec une éponge douce ou un linge fin. Il faut éviter avec soin toute espèce de frottement dur et recouvrir la partie de poudre d'amidon s'il n'y a que de légères excoriations. S'il existe des crevasses ou des écorchures, on se sert d'un morceau d'ouate de laine trempé dans une lotion noire, dans une lotion d'oxyde de zinc (20 centigr. pour 60 gr.) ou dans l'eau de Goulard ordinaire. Introduit dans les crevasses, ce coton suffit ordinairement pour amener leur guérison. Il est parfois nécessaire de toucher les petites écorchures avec un crayon de sulfate de cuivre. L'inconvénient de la solution de nitrate d'argent est de tacher le linge.

Des ulcères syphilitiques primaires et secondaires apparaissent parfois au voisinage de l'anus. Chez les femmes, un chancre ou une plaque muqueuse de la vulve peut inoculer des lésions semblables à l'anus, à l'aide du pus qui s'en écoule. Le traitement de ces ulcères n'entre pas dans le cadre de cet ouvrage; j'appelle seulement sur eux l'attention afin que, si on les rencontre, leur caractère ne soit pas méconnu.

CHAPITRE III.

SPASME DU MUSCLE SPHINCTER.

On rencontre, parfois, des sujets qui éprouvent des symptômes analogues à ceux que nous avons décrits dans le chapitre précédent, mais avec une moins grande intensité. Il y a de la douleur à la défécation surtout quand les matières sont solides ; ces souffrances augmentent après l'évacuation et durent d'une demi-heure à une heure. Cette douleur ressemble au besoin d'aller à la garde-robe et les intestins éprouvent une sensation de plénitude. L'anus est violemment contracté et l'action du sphincter le fait rentrer en dedans. Toute tentative d'examen de la partie donne des spasmes et, quand le doigt est introduit, il est si étroitement serré par le muscle, qu'il semble étreint comme par une corde. Lorsque l'affection est ancienne, le muscle s'hypertrophie considérablement et forme une masse énorme qui entoure le doigt comme une bague épaisse trop étroite.

Le spasme n'est pas toujours limité à l'anus, car l'anneau du sphincter augmente de hauteur, contracte la partie inférieure de l'intestin et serre fortement le doigt.

Les fèces ne sont pas cependant tachetées de sang et on ne rencontre pas cette douleur constante qu'éprouvent les sujets affectés d'ulcération. Il y a de longs intervalles de repos, surtout quand l'attention du malade se trouve distraite.

Cette irritabilité et cette hypertrophie du sphincter produit quelquefois des troubles sérieux dans la défécation ; l'intestin ne peut plus faire des efforts suffisants d'expulsion pour vaincre la résistance que le muscle oppose au passage des matières. Ce fait était très net chez une dame veuve, âgée de 46 ans, que je vis avec le Dr Burrows. Les parois musculaires du rectum au-dessus du sphincter étaient énormément distendues et affaiblies par l'usage continu et répété de lavements abondants. Le même accident, provenant de la même cause, a longtemps persisté chez une femme mariée, âgée de 40 ans, qui m'avait été adressée par un de mes confrères.

L'irritabilité du sphincter arrive généralement chez les femmes hystériques ou nerveuses qui ont l'habitude de porter toute leur attention sur chacune de leurs sensations et de les grossir considérablement. Chez les autres personnes, je n'ai que rarement rencontré cette affection, indépendamment d'une cause locale d'irritation, comme un ulcère ou une tumeur hémorrhoïdale interne enflammée, et je crois que, chez les hommes, l'irritation simple du sphincter est extrêmement rare.

L'examen d'une affection semblable est rarement suffisant quand on ne fait pas usage du spéculum et, dans beaucoup de cas d'irritation simple du sphincter, je suis convaincu qu'on trouverait quelque cause directe d'irritation, si on se servait de ce moyen. J'ai soigné un Italien qui avait des spasmes très prononcés de l'anus qui reconnaissaient pour cause une inflammation de la prostate à la suite d'une gonorrhée.

Chez les femmes, la douleur est plus forte au moment des époques menstruelles.

Le traitement que réclame cette affection consiste en de légers laxatifs, des applications locales de pommade au chloroforme, à l'opium ou à la belladone, et le passage, fréquemment répété, d'une bougie enduite d'onguent sédatif.

Les fibres musculaires s'appliquent si exactement sur les bougies ordinaires, au moment de leur passage, qu'elles enlèvent complètement l'onguent sédatif ; de sorte qu'une très petite quantité arrive jusqu'à la muqueuse qui tapisse le sphincter interne, si même il en parvient tant soit peu. Pour obvier à cet inconvénient, je me sers de bougies de forme conique pour faciliter leur passage et munies de rainures peu profondes, dans lesquelles on fait pénétrer l'onguent qui peut ainsi arriver jusqu'à l'intestin.

La bougie procure alors un grand soulagement, surtout dans le cas où le sphincter irrité offre une grande résistance au passage des matières fécales. Elle eut de grands avantages dans les deux cas cités plus haut. Une bougie de cire, la plus molle des bougies, suffit souvent pour atteindre ce but.

Dans les cas rebelles, spécialement quand le sphincter est hypertrophié, il est parfois nécessaire de faire une division partielle des fibres musculaires. On pratique alors l'incision d'un seul côté, au niveau de l'ischion. On obtient généralement ainsi un soulagement de la douleur, mais dans le cas d'hystérie la guérison n'est pas toujours permanente.

Chez une jeune fille, à laquelle je pratiquai cette opération, le soulagement se maintint quelque temps, mais peu de mois après, elle me fit appeler de nouveau et se plaignit de ressentir ses anciennes douleurs. J'ai pu, dans certains cas, éviter une opération en pratiquant la dilatation forcée du sphincter. Dans cette affection il faut surtout porter son attention vers les fonctions utérines. Les préparations de fer, les bains de pluie, les bains de mer sont indiqués.

Cette maladie est capricieuse et il arrive souvent que tel remède, qui a donné de grands soulagements certains jours, ne donne, plus tard, que des mécomptes. Parfois, la maladie, après avoir résisté aux meilleurs remèdes, se guérit spontanément (*a*).

Quand le spasme est assez prononcé pour amener de grandes difficultés de la défécation et provoquer une constipation opiniâtre, on peut pratiquer une incision plus

(*a*) Le meilleur traitement qu'on emploie en France contre ce spasme du sphincter est la dilatation forcée qui donne, dans ce cas, les meilleurs résultats et guérit très rapidement. J'ai vu un malade reprendre ses occupations quarante-huit heures après cette opération.

(*Note du traducteur.*)

profonde du sphincter. M. Gowlland a communiqué, à la Société Huntérienne, deux cas dans lesquels il a incisé le muscle, dans deux points opposés, croyant que cette opération était indispensable pour amener un soulagement efficace ; mais je n'ai jamais eu l'occasion d'agir ainsi.

CHAPITRE IV.

AFFECTIONS NERVEUSES DU RECTUM.

Il n'y a pas de chirurgien, un peu expérimenté, qui n'ait eu l'occasion d'être consulté pour une affection nerveuse du rectum. Les symptômes, aussi bien que les causes de ce mal, sont ordinairement obscurs, et le diagnostic est presque toujours indécis.

En analysant les symptômes, on voit qu'ils consistent, tantôt en une grande irritabilité, un besoin trop fréquent d'aller à la garde-robe, tantôt, dans une sensibilité morbide ou une délicatesse exagérée de l'organe ; il est plus rare que la névralgie se manifeste par une hyperesthésie spontanée, indépendante de tout contact.

I. Irritation du rectum.

Lorsque le canal alimentaire, ou les organes qui sont en rapport avec lui sont dérangés dans leurs fonctions, la nature des matières fécales s'en ressent et elles deviennent malsaines et irritantes pour la membrane muqueuse. Au moment où elles passent dans le rectum, elles y produisent du malaise et un besoin irrésistible d'expulsion. Les malades éprouvent aussi des besoins fréquents et pénibles, quand l'intestin est ulcéré ou malade de quelque autre manière.

Dans les irritations du rectum, on remarque chez les malades un tendance plus ou moins marquée à vider souvent l'intestin, et généralement aux moments les plus inopportuns, et cependant les fèces sont naturels, la membrane muqueuse est saine et il n'y a que peu ou point de matière à expulser. Tel était le cas de l'observation suivante :

Observation I. — Le révérend X..., âgé de 64 ans, pasteur de village, ayant des goûts littéraires, me consulta, le 2 octobre 1857, pour une affection très gênante du rectum. C'était un homme grand, pâle, d'apparence chétive, mais, me disait-il, d'une bonne santé. Il était constipé d'habitude, et faisait de violents efforts pour aller à la garde-robe. Il se plaignait, surtout, d'un besoin impérieux de vider le rectum, aux moments les plus inopportuns : à l'église, et, presque toujours, au moment de commencer l'office ou pendant qu'il l'accomplissait et cela, bien qu'il eût été préalablement au cabinet par précaution, sans aucun résultat. Le besoin lui venait souvent, au moment de la prière et l'abandonnait, quand il montait en chaire. Il y était aussi sujet, quand il faisait partie de réunions publiques ou qu'il voyageait en chemin de fer.

Pour se retenir d'aller à la garde-robe, il devait faire appel à toute sa volonté, mais ce besoin se passait sans avoir rendu aucune matière. Il était sujet à cette affection depuis une année, pendant laquelle il n'avait eu que deux ou trois semaines de répit. Il est à remarquer que ces menstruations se produisaient surtout quand il était en proie à quelque inquiétude.

Quelques mois auparavant, il avait consulté un médecin qui lui avait conseillé de vider le rectum, le samedi soir, avec un lavement, et de prendre, le dimanche, avant l'office, une pilule calmante. Ce traitement avait procuré quelque soulagement.

Je fis, à l'aide du doigt, un examen sérieux du rectum et je ne trouvai dans sa structure aucune altération qui pût légitimer les symptômes racontés par le malade. Je diagnostiquai alors une irritation du rectum, accompagnée d'une grande anxiété d'esprit, et je prescrivis une pilule purgative à prendre le vendredi soir. Elle devait être suivie, dans la soirée du samedi, d'un lavement d'huile de ricin si les intestins n'avaient pas été bien vidés. Le dimanche matin, le malade mettait un suppositoire d'opium et de savon, il en mettait aussi quand il pouvait craindre d'être dérangé. La dose d'opium était calculée dans le suppositoire de manière à ne pas produire d'assoupissement.

Je l'engageai beaucoup à résister autant que possible au besoin d'aller à la selle.

Le 6 du mois de novembre suivant, mon malade m'écrivit qu'il avait repris ses fonctions ecclésiastiques et qu'il était beaucoup moins incommodé depuis qu'il suivait mon traitement.

Bien des médecins ont écrit sur les maladies du rectum occasionnées par les voyages en chemin de fer ; quelques observations importantes, sur le même sujet, ont paru dans la Lancette. Si un chirurgien devait faire des recherches sur ce sujet, il ne devrait certainement pas oublier ces deux maladies : l'irritation de la vessie et l'irritation du rectum qui sont assurément devenues plus fréquentes, depuis l'emploi de ce moyen rapide de locomotion. La fréquence de l'irritation de la vessie peut être attribuée, en partie, au prix élevé que l'on affiche pour entrer dans les water-closets des chemins de fer. Quiconque a vu l'affluence des voyageurs aux cabinets d'une station par les temps froids, au moment d'un court arrêt d'un train express, ne sera pas surpris de voir les personnes nerveuses et impressionnables atteintes de cette irritation, de même celles qui sont en proie à un rétrécissement ou à une hypertrophie de la prostate. Ces mêmes sujets sont exposés à l'irritation du rectum.

Observation II. — Un monsieur, âgé de 45 ans, jouissant d'une bonne santé et habitant la campagne, vint me consulter. Il se plaignait de n'avoir presque jamais une selle bonne et complète et de n'avoir que rarement après un sentiment de soulagement. Il racontait que ses fèces venaient en petites masses et qu'il avait, en allant à la selle, la sensation d'un obstacle au passage. Il allait, certains jours, vingt fois au cabinet, en ne faisant, chaque fois, que des matières effilées et étroites. Il ressentait bien plus vivement la gêne qu'il éprouvait de ce besoin impérieux d'aller à la selle, alors qu'il lui était impossible de le satisfaire, lorsque, par exemple, il voyageait en chemin de fer. Il était sujet à cette maladie depuis plusieurs années et il la voyait s'augmenter chaque jour. Les purgatifs aggravaient encore le mal.

A l'examen, je ne trouvai ni changement de structure, ni ramollissement du rectum, ni irritabilité du sphincter. Je prescrivis un mélange de craie, de sulfate de magnésie et de poudre de cubèbe, à prendre trois fois par jour et je lui conseillai de s'administrer quotidiennement un lavement simple. Il retourna à la campagne et depuis je n'en ai plus entendu parler.

Observation III. — Un monsieur, de 60 ans, d'un tempérament inquiet et d'habitudes très régulières, avait ses occupations dans la Cité et demeurait à 20 milles de Londres et à 1 mille de la station. Tous les jours, il allait, le matin, à la garde-robe, avant de partir de chez lui, et, au moment de quitter sa maison ou en arrivant à la station pour prendre le train, il était obsédé par une sensation de plénitude du rectum, comme si celui-ci était insuffisamment vidé. Si le temps lui permettait d'aller encore une fois au cabinet, il rendait deux ou trois bols fécals et alors la sensation désagréable disparaissait, mais si cette évacuation ne se faisait pas, la souffrance persistait tout le temps du voyage jusqu'à la ville. Arrivé à sa maison de commerce et à ses occupations, le besoin disparaissait d'ordinaire, sans qu'il eût été satisfait.

Le malade éprouvait du soulagement quand il vidait son intestin avant de partir à l'aide d'un lavement tiède.

Dans les premiers temps de sa maladie, il n'y avait pas de cabinet à la station, mais, quand on en eut construit, il fut bien moins sujet à ces accidents.

Les dernières circonstances que nous venons de mentionner montrent combien cette affection est sous la dépendance d'un certain état d'anxiété et d'inquiétude d'esprit, contre lequel la volonté des malades peut lutter avec avantage.

II. Sensibilité morbide du rectum.

J'ai eu à soigner plusieurs cas, dans lesquels le malade ressentait un certain malaise en un point fixe du rectum, surtout pendant ou après la défécation. La fixité et parfois l'acuité du mal, son augmentation à la pression, m'avaient naturellement conduit à soupçonner l'existence de quelque lésion de la membrane muqueuse, comme une ulcération, par exemple; mais l'examen le plus attentif ne me fit découvrir aucune altération, excepté en quelques points où je rencontrai de petites élévations, une rougeur plus vive et une vascularisation plus prononcée de la partie malade.

Le mal consiste surtout dans une exagération de sensibilité des nerfs, mais les quelques altérations qui viennent d'être indiquées montrent qu'il y a, en outre, des changements légers dans la structure des parties superficielles.

J'ai constaté, dans quelques cas, que cette sensibilité morbide se rencontrait, après la guérison, par une opération de certaines affections morbides. Dans ces cas, ce sont surtout les remèdes locaux qui réussissent. Des sédatifs, tels que l'opium ou la belladone, introduits dans le rectum, procurent souvent du soulagement. Pour obtenir une guérison permanente, il vaut mieux employer des topiques qui modifient la surface malade, tels que le sulfate de cuivre, la solution de nitrate d'argent, les onguents mercuriels appliqués à travers la fente d'un spéculum.

Observation IV. — Au printemps de 1857, je vis, en consultation avec le Dr Randal, un français, employé de commerce ; c'était un homme fort, âgé de 26 ans, et paraissant d'une excellente santé. Il nous consultait pour une affection douloureuse du rectum à laquelle il était sujet depuis deux ans.

Il se plaignait d'une chaleur, d'un sentiment de cuisson qu'il ressentait surtout après la défécation, mais il l'éprouvait aussi à d'autres moments et il n'avait que peu d'instants de repos. L'ingestion du vin augmentait le mal. Cette affection était survenue, après une attaque de gonorrhée pendant laquelle il avait pris comme traitement beaucoup de fer et de capsules de copahu.

Il avait, à Paris, consulté plusieurs chirurgiens éminents, mais n'avait éprouvé aucun soulagement. Le mal siégeait à un pouce de l'anus. Un examen attentif ne me fit découvrir sur la muqueuse d'autres lésions que deux petites éminences papillaires. Je les touchai avec un crayon de sulfate de cuivre, je fis appliquer tous les jours une pommade mitigée au nitrate de mercure et je fis prendre un purgatif doux de séné et de sulfate de soude.

Le Dr Randal m'informait qu'il continuait, depuis deux jours le traitement avec le succès désiré, lorsque le malade fut brusquement appelé à Bordeaux et, depuis, je n'en ai plus entendu parler.

Observation V. — En 1857, un monsieur de 75 ans, ordinairement d'une bonne santé, ayant une vie très active, me consulta pour une douleur qu'il ressentait depuis dix ans dans le rectum. Il m'apprit que quelques années auparavant il avait souffert de tumeurs hémorrhoïdales et qu'il avait subi deux opérations pour les faire enlever ; depuis lors, il n'avait plus eu à se plaindre de ses hémorrhoïdes. Les selles étaient régulières et ne contenaient pas de sang. Il décrivait son mal comme étant le fait d'une pesanteur, d'une sensation pénible, bien plus agaçante que véritablement douloureuse. La sensation se montrait surtout après la défécation et durait une heure ou deux ; mais elle apparaissait aussi à d'autres moments et variait d'intensité et de durée, suivant les jours.

Il avait été examiné, plusieurs fois, afin de découvrir la cause du mal, et une année environ auparavant, un chirurgien, supposant que la maladie était due à une fissure interne ou à un ulcère, avait pratiqué l'incision de la membrane muqueuse, mais sans procurer de soulagement.

La maladie semblait être localisée en un point fixe, à une petite distance de l'anus, sur le côté gauche, et lorsque, pendant l'examen, on pressait cet endroit avec le doigt, on déterminait la douleur ordinaire, après laquelle persistait un malaise et une sensation de pesanteur. En introduisant un spéculum de verre, j'observai une petite surface rouge, sur la membrane muqueuse, correspondant au siège de la douleur. Cette portion rouge ne ressemblait pas à un ulcère. Il n'y avait pas de solution de continuité de la muqueuse, et, quand on touchait, ou même on frottait ce point, il n'y avait pas de suintement sanguin.

Cette partie malade était un peu plus élevée et un peu plus rouge que la membrane muqueuse avoisinante. Je la touchai avec un crayon de sulfate de cuivre et, trois jours après, avec une solution concentrée de nitrate d'argent (deux scrupules pour une once, ou trois grammes pour trente).

Ce traitement ayant amené du soulagement, l'emploi du dernier moyen fut renouvelé quatre fois, à des intervalles de trois ou quatre jours. Mon malade quitta Londres alors pour ses vacances de l'automne, et à son retour, au bout de deux mois, il m'apprit qu'il avait éprouvé un grand soulagement et que son mal ne l'avait plus tourmenté; il ressentait seulement encore un point plus sensible dans le rectum.

Deux ans après il m'informa qu'il lui revenait encore, de temps en temps, de petites réminiscences de son mal, mais que ce n'était plus qu'une gêne réellement peu sensible.

Je pourrais ajouter, à ces cas de sensibilité morbide du rectum, quelques notes brèves que j'ai conservées sur d'autres cas à peu près semblables; mais les deux faits précédents sont suffisants pour montrer quels caractères présentent les symptômes et quel est le traitement institué pour les guérir.

III. Névralgie du rectum.

Les deux formes d'affections nerveuses, que nous venons de décrire, sont comprises, par quelques auteurs, sous le terme général de névralgie. La sensibilité nerveuse du rectum est, en effet, pervertie ou augmentée, dans une certaine mesure. Il faut remarquer, cependant, que, dans la première forme, le malade ne ressent pas véritablement une douleur, il éprouve seulement sans aucune cause un besoin fréquent de défécation. Dans la seconde forme, au contraire, la sensibilité est certainement plus intense, mais elle est produite ou augmentée par la pression, par la friction. Une véritable névralgie du rectum est caractérisée par une douleur vive, mais indépendante du contact. Il n'y a pas d'hyperesthésie.

Observation VI. — En mai 1855, M. B..., homme grand et fort, de bonne apparence, âgé de 36 ans, exerçant la profession d'avoué, modéré dans ses habitudes, vint me consulter pour une maladie très désagréable du rectum. Il se plaignait d'une douleur vive et profonde, située au côté droit de l'intestin. La souffrance, quoique constante, variait beaucoup d'intensité et elle était parfois si vive qu'elle troublait le repos de la nuit. C'était toujours la même douleur, placée au même point, un peu profondément, au niveau de la région périnéale externe, à la partie supérieure du rectum.

Les selles étaient régulières et elles n'augmentaient pas l'intensité de la douleur. Il souffrait ainsi, depuis près de deux ans ; pendant ce temps il s'était confié aux soins d'un chirurgien d'hôpital de grande expérience qui, après avoir essayé en vain un certain nombre de remèdes, conseilla, en dernier lieu, la division du muscle sphincter.

Examinant le malade, je trouvai l'ouverture anale saine et le sphincter sans aucune irritabilité, et me servant du spéculum, je ne vis ni ulcère ni écorchure, aussi je n'encourageai pas le malade à se faire opérer. Une bougie de gros calibre passait, sans difficulté, jusqu'à une distance considérable, sans causer de douleur notable et jusque dans la partie supérieure du rectum. La douleur diminuait seulement un peu, pendant l'exercice de la marche. Le seul remède dont il eût éprouvé quelque soulagement était un lavement à l'extrait d'opium. En le prenant le matin, il vidait ses intestins et la douleur s'engourdissait, au point qu'il ne pouvait s'occuper de ses affaires.

Sans cette précaution, la douleur était si vive qu'il était toujours mal à l'aise, ne pouvait prendre aucun repos et se voyait incapable de se livrer à ses occupations professionnelles. Comme il éprouvait du soulagement en introduisant une bougie qui pressait sur le point malade, je lui conseillai l'usage d'un tampon un peu long, mais celui-ci ne pouvait atteindre la partie malade et devenait inutile. J'essayai successivement l'emploi du carbonate de fer à hautes doses, la liqueur arsenicale, l'essence de térébenthine, mais sans bons résultats. La quinine, le fer avaient été employés, sans bénéfice, ainsi que la teinture d'aconit.

Je pensai alors que cette douleur pouvait être sous la dépendance de la compression d'un nerf par un exostose de bassin. On ne pouvait le démontrer; cependant, je lui conseillai de prendre de l'iodure de potassium, espérant qu'il ressentirait peut-être du soulagement.

Cet homme, après s'être confié à mes soins, pendant quelques mois, cessa de venir et je le perdis de vue ; mais tout dernièrement, sept ans après, il m'écrivit pour me dire que sa situation était toujours la même, aussi pénible qu'autrefois, et que les douleurs et les effets de l'opium qu'il prenait pour les calmer faisaient de sa vie un véritable fardeau.

Observation VII. — Un officier de l'armée, âgé de 24 ans, en garnison à Chatham, bien musclé, d'un constitution robuste, ayant toutes les apparences d'une bonne santé, vint me consulter en octobre 1857; il ressentait une sensation de brûlure dans le rectum qui le tourmentait, depuis au moins trois ans. Il n'indiquait pas le siège exact du mal, il disait seulement que celui-ci était localisé vers la partie inférieure de l'intestin. La douleur ne paraissait présenter aucun rapport avec le fonctionnement de l'organe, mais elle venait le troubler, presque tous les jours, et elle se présentait à des heures différentes. Parfois le malade était plusieurs jours sans rien ressentir. La douleur augmentait quand il buvait du vin ou des liqueurs fortes.

L'examen le plus minutieux, répété plusieurs fois, ne fit découvrir ni tumeurs hémorrhoïdales, ni fissures, ni lésions d'aucune sorte qui pussent expliquer les symptômes éprouvés par le sujet. Le muscle sphincter n'était pas non plus irrité. Il s'était confié aux soins de plusieurs chirurgiens, mais aucun traitement ne lui avait procuré le moindre soulagement.

Je lui conseillai de suivre un régime très régulier, d'aller à la selle tous les jours et je lui recommandai, en outre, d'appliquer localement une pommade citrine faite avec de l'extrait de belladone, mais il n'en retira aucun avantage.

Je lui prescrivis, plus tard, de la quinine, des pilules de fer et l'emploi d'une lotion d'oxyde de zinc et d'acide cyanhydrique étendu d'eau. Il en obtint une amélioration considérable. Il quitta alors Chatham, pour prendre un congé et passa deux mois en Irlande. A son retour, à la fin de décembre, il n'était pas très bien et la lotion ne le soulageait plus. Je fis plus tard quelques changements dans le traitement, mais le malade cessa bientôt de me venir voir, car il fut envoyé dans les Indes.

Dans ces deux derniers cas, la douleur n'était caractérisée ni par des paroxysmes, ni par la soudaineté des attaques, ni par leur brusque disparition. Il n'y avait pas non plus, cette intermittence régulière, si souvent observée dans les névralgies. Ce n'était pas la sensation d'une souffrance aiguë, mais une douleur sourde, continue, suffisamment vive, cependant, pour rendre la vie insupportable et empêcher une application soutenue aux affaires.

Il faut observer aussi qu'il n'y avait aucune lésion mentale; les malades n'étaient ni impressionnables, ni nerveux de caractère, et ne ressemblaient en rien aux malades précédents, atteints de maladies nerveuses. Une occupation attachante, la distraction ne diminuaient en rien la souffrance. Je ne pus, dans aucun cas, découvrir la moindre lésion qui pût éclaircir l'étiologie de cette névralgie.

Les remèdes susceptibles de donner du soulagement sont les mêmes que ceux qu'on emploie dans tout autre espèce de névralgie : tels que la quinine, l'arsenic, le bromure de potassium, les injections hypodermiques locales calmantes. Mais ces remèdes ne donnent pas plus de sécurité de guérison pour les névralgies du rectum, que pour tout autre névralgie.

La division des affections nerveuses en trois classes semble pleinement justifiée par les observations qui ont été publiées dernièrement, et cette distinction est très utile, car elle sert de guide dans le traitement. Mais il est difficile de faire rentrer, dans tel ou tel groupe, les affections nerveuses du rectum; la sensibilité morbide et la névralgie sont tellement combinées qu'elles empêchent toute classification sérieuse.

A ces diverses formes d'affections nerveuses, je pourrais en ajouter une autre, qui semble tout à fait être une affection mentale.

On sait que, si l'on concentre son attention sur une partie du corps, ce point peut devenir le siège de sensations morbides douloureuses. Ainsi, une femme, qui a perdu une parente ou une amie d'un cancer du sein, peut fixer son attention sur cet organe, d'une façon si intense qu'elle s'imaginera avoir une tumeur et croira ressentir des douleurs lancinantes. Parfois aussi, certains malades s'exagèrent les sensations qu'ils peuvent éprouver dans le rectum, et finissent par croire que cet organe est affecté de quelque maladie organique formidable.

Dans certains cas, cette anxiété n'est pas sans fondement; elle est produite par une affection légère et promptement guérissable, et je ne connais pas alors de devoir plus agréable pour le chirurgien que de pouvoir débarrasser promptement le malade de son mal et de lui amener en même temps un soulagement d'esprit immédiat.

Un habitant de Cheshire entra dans mon cabinet, si pâle, si soucieux et si triste que je pensais le trouver atteint de quelque sérieuse maladie organique. Depuis six semaines, il éprouvait des souffrances très pénibles pendant la défécation et il s'était, pour ainsi dire, repu de son mal, sans consulter personne dans son pays. Enfin, il s'était décidé à venir à Londres pour être fixé sur son sort. Je découvris seulement, dans l'anus, un tout petit ulcère que j'incisai superficiellement, et au bout d'une semaine, je le renvoyai chez lui, complètement changé et tout à fait guéri (*a*).

CHAPITRE V

DES HÉMORRHOÏDES

Les veines hémorrhoïdales se distribuent dans le tissu sous-muqueux de la partie inférieure du rectum, s'anasto-

(*a*) Nous rappelons encore ici qu'en France on emploie avec succès la dilatation forcée contre ces trois affectons nerveuses du rectum, et notre auteur s'en est fort bien trouvé, ainsi qu'il le raconte (page 20). On pourrait encore employer contre cette affection si rebelle les cautérisations superficielles au fer rouge, soit à l'aide du thermo ou du galvano-cautère, car ces cautérisations réussissent merveilleusement dans les autres névralgies. On pourra aussi employer dans ce cas les applications locales d'iodoforme qui réussissent souvent à guérir non seulement la névralgie mais aussi la fissure.

(*Note du traducteur.*)

mosent entre elles par des anses et forment un plexus qui entoure l'intestin, au niveau du sphincter interne. Les veines s'aperçoivent bien mieux, quand elles sont congestionnées ; leur contenu, d'une couleur pourpre foncé, devient très apparent, à travers la membrane muqueuse qui est très mince et avec laquelle elles ont des adhérences très intimes. On voit alors que le plexus présente à peine trois quarts de pouce (19 millim.) de longueur, et qu'il est composé de veines de dimensions variables, presque toutes dirigées en long, et dont les groupes principaux se trouvent surtout rassemblés dans les plis longitudinaux du rectum. Ce plexus ne descend pas plus bas que le sphincter externe, il s'en détache même, en passant entre ses diverses fibres, puis descend le long de la circonférence extérieure du muscle, tout près des téguments qui enveloppent l'anus. Ces veines hémorrhoïdales sont très sujettes à se dilater, à devenir variqueuses et constituent alors la maladie connue sous le nom d'hémorrhoïdes. Quand ce sont les plexus situés sous la muqueuse, au-dessus du sphincter externe, qui sont affectés, on dit qu'il y a hémorrhoïdes internes ; quand ce sont celles, qui se trouvent sous la peau, en dehors du muscle sphincter, on les appelle hémorrhoïdes externes. Les unes et les autres sont très souvent hypertrophiées en même temps.

Nous pouvons distinguer deux variétés d'hémorrhoïdes : 1° la tumeur sanguine ; 2° l'excroissance cutanée ou marisque.

La tumeur sanguine consiste en une élevure molle de la peau, placée près du bord de l'anus ; elle présente une forme arrondie et une teinte livide ou légèrement bleue. En l'incisant, on trouve un caillot d'une couleur foncée, renfermé dans une sorte de kyste. On peut se demander si la tumeur est formée par la dilatation d'une veine hémorrhoïdale avec épaississement de ses parois, ou bien si elle est produite par la rupture d'un vaisseau, l'extravasation du sang et la formation d'un kyste accidentel, autour du sang épanché.

La formation rapide, soudaine même, de la tumeur, l'impossibilité, dans bien des cas, de trouver aucune communication entre le kyste et la veine sont en faveur de l'hypothèse que l'hémorrhoïde est due à la rupture d'un vaisseau. Cette espèce d'hémorrhoïde est généralement solitaire et placée sur le côté de l'anus : une nouvelle tumeur peut encore se produire, plus tard, à côté de la première.

La seconde forme d'hémorrhoïdes externes consiste en une prolongation aplatie de la peau, provenant de l'hypertrophie des papilles épidermiques et des couches sous-cutanées. Elles sont ordinairement la conséquence, de la longue durée de la première forme ; c'est un repli de la peau qui a été projeté en avant et qui a persisté après la résorption du caillot qui a subi une transformation nouvelle. Pas plus que l'hémorrhoïde interne allongée, l'excroissance cutanée ne contient les éléments de la maladie primitive, on n'y trouve ni coagulum, ni veines dilatées, ni varices ; cependant, on peut quelquefois en rencontrer à leur base. Parfois, il n'y a qu'une seule excroissance large et mobile en tous sens, située d'un seul côté de l'anus, mais le plus souvent il y en a deux : l'une à droite et l'autre à gauche ; d'autrefois il y en a plusieurs, variables de forme et de taille, disposées autour de l'anus, comme un anneau.

Dans la contracture et l'ulcération chronique du rectum, on rencontre des lésions semblables, qui sont le résultat de l'irritation, produite par l'issue des fèces.

Les changements qui s'opèrent, dans la structure des

hémorrhoïdes internes, varient beaucoup. En général, les veines inférieures du plexus sont dilatées, en forme de poches irrégulières, remplies d'un coagulum de couleur foncé. Ces coagulations sont compactes et dures. A la section, on trouve un grand nombre de veines oblitérées, presque toujours, par des caillots. Un faisceau de veines variqueuses, présentant à sa base des intervalles longitudinaux, repousse la membrane muqueuse en avant et lui fait former les poches qui se trouvent, entre les divers plis. Si sur ces élevures viennent s'ajouter un certain nombre de veines dilatées, on verra se former les colonnes de l'anus que nous avons déjà décrites page 7. Deux ou trois de ces colonnes, les plus larges, en se réunissant vers leurs extrémités inférieures, forment à l'orifice de l'anus un pli transversal presque circulaire. Dans les cas anciens, la membrane muqueuse et le tissu aréolaire sous-muqueux s'hypertrophient considérablement.

C'est ainsi que se développent ces longs appendices, de formes polypeuses qui atteignent, parfois, un pouce de long (vingt-cinq millimètres), ainsi que ces colonnes charnues, dont l'épaisseur dépasse aussi parfois un pouce (vingt-cinq millimètres). A côté se trouvent quelquefois deux ou trois colonnes d'un plus petit volume.

Les artères, dont est abondamment pourvue la partie inférieure du rectum, prennent une direction longitudinale vers l'orifice anal, où elles s'anastomosent en communiquant librement entre elles. La membrane muqueuse, qui fait partie des tumeurs hémorrhoïdales internes, est non seulement très épaisse, mais encore très vasculaire. La maladie n'est pas limitée aux plus petites veines de l'extrémité inférieure du rectum, mais à mesure que l'affection fait des progrès, les plus grosses veines de la partie supérieure deviennent aussi variqueuses.

Tels sont les changements qu'on rencontre à l'examen nécroscopique, mais ils ne donnent qu'une idée faible et incomplète de la disposition des parties observées pendant la vie.

Les tumeurs hémorrhoïdales attirent rarement l'attention, avant qu'elles ne soient assez grosses pour être projetées hors de l'anus, au moment de la défécation. Elles présentent alors les apparences les plus variées de nombre, de volume et de disposition. La tumeur n'est parfois formée que par une hémorrhoïde de forte taille qui siège sur le périnée, ou en avant de l'anus. L'hémorrhoïde isolée, consistant en un repli d'un rouge vif de la membrane muqueuse, uni à un repli un peu lâche de la peau, qui sort facilement de l'anus, se forme très souvent chez les personnes jeunes et spécialement chez les femmes. Il y a, le plus souvent, trois hémorrhoïdes de diverses grosseurs : une sur un des côtés de l'anus, une seconde en avant, et la dernière, la périnéale, qui est généralement la plus volumineuse. Dans les cas très anciens, elles peuvent être plus nombreuses, quatre ou cinq, mais ordinairement il n'y en a pas plus de trois. La séparation qui existe entre elles, est généralement bien marquée, mais pas toujours ; les hémorrhoïdes se confondent quelquefois les unes avec les autres et forment comme un anneau circulaire (1).

L'aspect que présentent les hémorrhoïdes, après leur sortie, dépend beaucoup de l'état où elles se trouvent,

(1) M. Smith a décrit (Holme's system of surgery), des tumeurs hémorrhoïdales qui apparaîtraient â deux hauteurs distinctes, situées à 1/2 pouce (13 millimètres) l'un de l'autre. Il s'appuie sur des préparations du muséum du collège des chirurgiens qui montrent cette disposition. Les deux rangées ne sont que des hémorrhoïdes internes et externes qui sont disposées dans les flacons, de manière à présenter l'apparence de deux rangées. Cette disposition est une véritable erreur pathologique, car je ne l'ai jamais vue ni sur les sujets vivants, ni à l'autopsie.

suivant qu'elles sont congestionnées, enflammées ou étranglées par le sphincter.

Dans l'état de repos du processus et quand le sphincter est relâché, elles constituent des tumeurs molles, d'un rouge granulé, occupant exactement l'orifice anal; mais, quand elles sont violemment poussées dehors et congestionnées, elles forment des tumeurs volumineuses tendues, rouge foncé, dont la surface polie saigne au moindre contact.

Quand des tumeurs hémorrhoïdales de forte taille sont entièrement sorties, la peau de la marge de l'anus est violemment tendue et forme un lien serré, qui étreint, à leur base, toutes les tumeurs qui sont sorties.

Quand la peau ainsi distendue est gonflée irrégulièrement et devenue de couleur livide, à la suite de la congestion des veines variqueuses profondes, elle peut être prise pour des tumeurs hémorrhoïdales externes et excisées, dans le cours d'une opération. Cette erreur expose le patient à un véritable rétrécissement de l'anus (*a*).

Les hémorrhoïdes internes et externes coexistent souvent ensemble, et alors le sphincter, revêtu de la peau, forme ordinairement un enfoncement circulaire, ligne de démarcation entre les deux espèces de tumeurs. Mais il arrive quelquefois que les deux tumeurs se confondent, on ne les distingue plus alors que par les caractères pro-

(*a*) Nous remarquerons que les hémorrhoïdes externes sont formées, aux dépens des téguments et des veines situés *au-dessous* du sphincter et les hémorrhoïdes internes par la muqueuse et les veines placées *au-dessus* du sphincter. Il n'entre pas de fibres musculaires dans la structure des unes ni des autres. Les hémorrhoïdes internes ne donnent lieu à des accidents sérieux, le plus ordinairement, que quand elles sont projetées à l'extérieur. La figure 2 montre bien au centre les hémorrhoïdes internes en prolapsus entourées du bourrelet des hémorrhoïdes externes qui restent toujours au dehors.

(*Note du traducteur.*)

pres à la membrane muqueuse ou à la peau, la ligne de jonction se trouve, en ce cas, à la surface des tumeurs, ainsi qu'on le voit très bien sur la gravure sur bois (fig. 2).

Les hémorrhoïdes sont une maladie de l'âge adulte et de l'âge avancé. Il est rare de les rencontrer avant la puberté; peu de personnes y échappent dans le cours de leur existence. Toutes les circonstances qui font affluer le sang

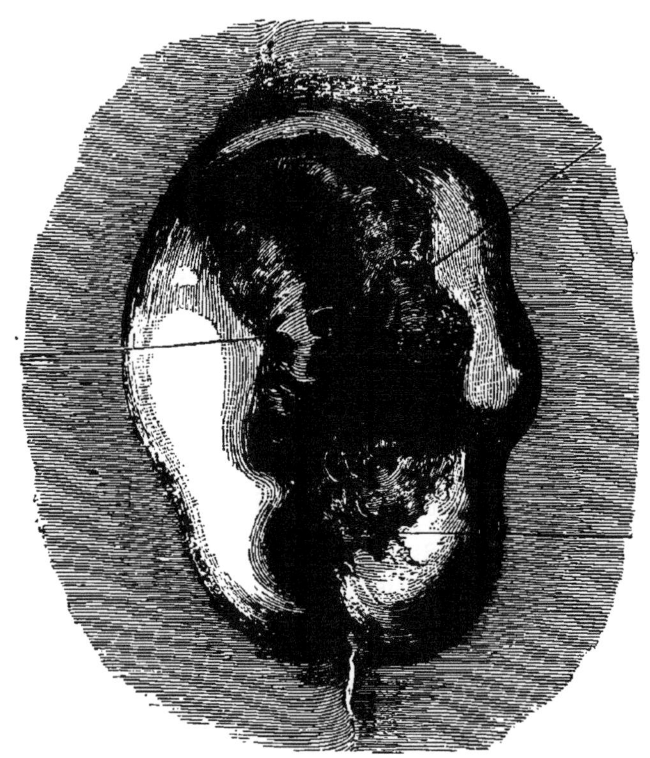

Fig. 2.

vers le rectum ou qui gênent son retour vers le bassin tendent à produire cette maladie. Les purgatifs drastiques, l'accumulation des fèces dans la constipation, la compression des veines, au moment d'une défécation prolongée et pénible, ou pendant les efforts nécessités par une miction difficile, quand les voies urinaires sont obstruées;

les obstacles à la circulation, chez les femmes dont l'utérus est gravide, surtout pendant le travail, ou encore les autres causes qui font augmenter le volume de l'utérus, comme l'existence de tumeurs volumineuses ; chez les hommes dont la prostate est hypertrophiée, la présence des tumeurs abdominales qui compriment les veines mésentériques, les maladies du foie qui gênent la circulation de la veine porte, toutes ces causes peuvent être regardées comme l'origine des hémorrhoïdes. Cependant, il y a chez beaucoup de personnes, une prédisposition naturelle qui développe la maladie, sous les plus légères influences. Cette prédisposition existe surtout chez les personnes dont le système veineux est relâché.

Ainsi, j'ai rencontré plusieurs fois des hémorrhoïdes, chez les gens qui avaient des varices des membres inférieurs ou un varicocèle. La prédisposition peut être héréditaire. Cette maladie survient fréquemment aux membres d'une même famille qui héritent de la faiblesse particulière de leurs parents. La prédisposition, cependant, est plus généralement acquise à la suite d'habitudes sédentaires, d'excès de table, d'excitation des organes sexuels ; ce qui explique ce fait bien connu que les hémorrhoïdes sont plus fréquentes chez les personnes des classes aisées que des classes pauvres. Ces dernières prennent beaucoup d'exercice, vivent en plein air et sont peu exposées à la constipation.

Quoique très commune dans les deux sexes, les hémorrhoïdes sont plus fréquentes chez les hommes que chez les femmes. Il y a peu de femmes, il est vrai, qui, lorsqu'elles sont enceintes, ne deviennent em même temps hémorrhoïdaires, à un certain degré, mais les désordres dans les voies urinaires et les organes génitaux de l'autre sexe, combinés avec des excès de table plus faciles, sont des sources de production des hémorrhoïdes plus fertiles encore.

Les symptômes que produisent les tumeurs hémorrhoïdales internes ou externes varient beaucoup, chez les différents sujets, et suivant la période de la maladie. Les tumeurs externes occasionnent un sentiment de chaleur et de sugillation du côté de l'anus. Une selle consti-

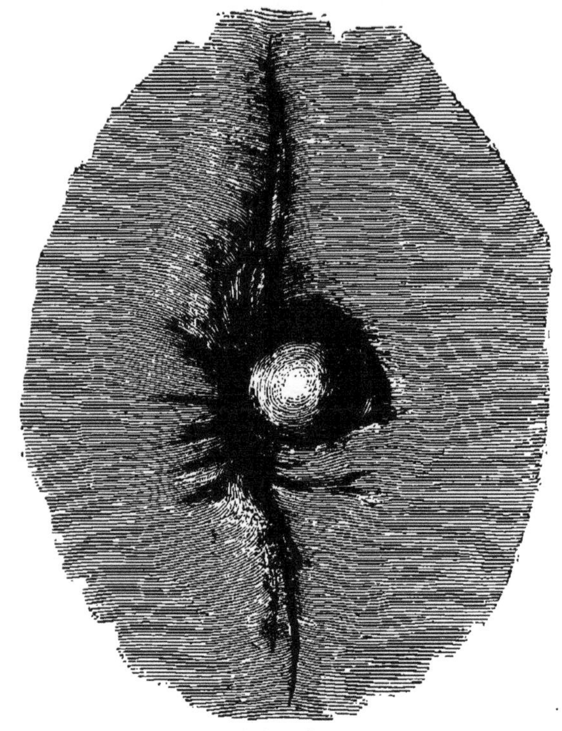

Fig. 3.

pée est suivie d'une sensation de brûlure, l'excroissance se tuméfie, devient douloureuse à la pression et assez fortement, pour rendre la position assise très pénible. Cet état congestif de l'hémorrhoïde peut s'amender, ou amener une inflammation accompagnée d'une augmentation de volume de la tumeur qui devient ovale, rouge, tendue et extrêmement sensible (fig. 3).

L'inflammation peut se terminer par résolution ou par

suppuration. Dans ce dernier cas, quand le pus est évacué, un caillot de sang s'échappe avec elle, l'abcès se ferme et la veine dilatée s'oblitère ordinairement; l'hémorrhoïde se réduit alors à un petit repli tégumentaire. Parfois l'ouverture reste fistuleuse. L'irritation que produisent les défécations, les frottements dans la position assise, les mêmes irritations causées par les soins de propreté, occasionnent, quelquefois, l'ulcération de la surface intérieure de l'hémorrhoïde, en amenant une petite plaie qui s'étend jusqu'au cercle qui forme le sphincter. Cela se produit surtout dans ces tumeurs qui tiennent le milieu entre les hémorrhoïdes internes et les hémorrhoïdes externes. Dans ces cas, la douleur est assez vive, la sensation de brûlure persiste une ou deux heures après la défécation et la position assise devient très difficile, à tous les moments de la journée. La souffrance cependant n'est pas tout à fait aussi grande que celle que la fissure occasionne. Les hémorrhoïdes externes n'amènent que fort rarement des hémorrhagies notables.

Les hémorrhoïdes internes, quand elles sont légères, peuvent exister pendant des années sans causer d'autres inconvénients qu'une légère hémorrhagie, après des selles constipées, et, quelquefois, un sentiment de plénitude, de chaleur et de prurit au niveau de l'anus. Quand elles sont petites, elles proéminent légèrement en avant, avec la membrane muqueuse, au moment de la défécation et rentrent d'elles-mêmes, au delà du sphincter. Quand elles sont plus volumineuses, ces tumeurs sortent à chaque selle et il est nécessaire de les faire rentrer; le malade les repousse ordinairement avec ses doigts.

Si le sphincter est très relâché et que la membrane muqueuse qui forme les hémorrhoïdes soit flasque et hypertrophiée, elles sortent d'elles-mêmes, quand le malade est debout ou quand il marche; il en résulte une gêne extrême qui empêche la déambulation. Quand elles sont ainsi exposées à la vue, elles paraissent très saillantes, offrent une forme arrondie, présentent une teinte pourpre foncée ou violette; elles sont douces au toucher et évidemment très vasculaires puisqu'elles saignent au moindre contact. Quand elles ne sont pas congestionnées, elles offrent une coloration rouge vermeil et une surface granulée inégale. Mais bientôt, l'irritation produite par le frottement et la pression sur les hémorrhoïdes, ainsi sorties, fait enfler et ulcérer la surface de la muqueuse qui fournit d'abondantes mucosités sanguinolentes, tachant le linge.

Elles sont souvent si douloureuses que le malade est obligé de rester couché, car la position assise lui occasionne un malaise insupportable. Celà arrive surtout quand l'extrémité d'une de ces tumeurs forme une saillie arrondie, d'un rouge brillant, granulée qui s'échappe constamment hors de l'anus. Une tumeur de ce genre est toujours plus ou moins pénible et quand elle s'enflamme ou s'ulcère, elle devient le siège d'une douleur brûlante fort aiguë. Les tumeurs volumineuses, enflammées à l'intérieur du sphincter, donnent souvent au malade la sensation d'un corps étranger logé dans l'intérieur du rectum.

Les symptômes qu'amènent les hémorrhoïdes internes ne sont pas toujours limités au siège même du mal. L'irritation s'étend jusqu'aux organes urinaires, le malade est tourmenté par un besoin incessant d'uriner et peut même éprouver une grande difficulté dans la miction qui provient du spasme de la partie musculo-membraneuse de l'urèthre.

D'autre part, les maladies des voies urinaires sont très communément la cause de la production des hémorrhoïdes. La connexion qui existe entre les tumeurs hémorrhoïdales et les affections des organes urinaires est d'une importance considérable en pratique, et le chirurgien a besoin de toute sa sagacité pour déterminer la source principale des souffrances de son malade.

Des personnes atteintes de rétrécissement de l'urèthre, de pierres dans la vessie, d'hypertrophie de la prostate, font ordinairement de tels efforts en urinant qu'il leur est souvent impossible de vider leur vessie, sans laisser échapper les matières fécales.

La perturbation ainsi produite dans la circulation des veines hémorrhoïdales occasionne très souvent les tumeurs hémorrhoïdales véritables.

Après la guérison d'un rétrécissement de l'urèthre, l'ablation de la pierre, les douleurs qu'occasionnent les hémorrhoïdes cessent souvent spontanément, surtout dans les cas de calculs.

Mais la cause occasionnelle la plus grave, la plus persistante des hémorrhoïdes, est l'hypertrophie de la prostate, car, non seulement les veines hémorrhoïdales sont dilatées, dans les efforts violents que fait le malade pour vider sa vessie, mais la glande hypertrophiée obstrue la circulation dans les grosses veines et tend ainsi à favoriser, mécaniquement, la production de ces tumeurs.

Les veines de la prostate hypertrophiée sont toujours nombreuses et dilatées et comme elles s'anastomosent librement avec les veines hémorrhoïdales, elles ne peuvent guère être congestionnées, les unes sans les autres. En conséquence, il y a peu de personnes qui, gênées par une hypertrophie de la prostate, ne souffrent en même temps des hémorrhoïdes et n'éprouvent une sensation de pesanteur et d'affaissement dans le rectum, et elles attribuent souvent ces symptômes à des hémorrhoïdes internes, alors qu'elles devraient les mettre sur le compte de l'affection prostatique.

En considérant l'étroite relation qui unit l'utérus et le rectum, il n'est pas étonnant que les maladies du premier organe retentissent, d'une façon fâcheuse sur le second. Dans les affections inflammatoires de l'utérus, la congestion de cet organe amène le développement des tumeurs variqueuses dans le viscère voisin. Les tumeurs et les maladies qui produisent la congestion de la matrice retentissent également d'une façon fâcheuse, sur les vaisseaux du rectum.

Les femmes souffrent généralement davantage de leurs hémorrhoïdes, pendant la période cataméniale, qu'en tout autre temps. Et si elles sont sujettes à l'hémorrhagie anale, celle-ci se produira de préférence pendant la période menstruelle. Dans quelques cas, le flux du sang rectal semble une hémorrhagie supplémentaire d'un flux cataménial incomplet.

Souvent les personnes atteintes d'hémorrhoïdes n'en ressentent aucun inconvénient, jusqu'à ce que, irritées à la suite d'une selle constipée ou d'un purgatif drastique, ou d'un excès alcoolique, ces hémorrhoïdes se congestionnent, s'enflamment et amènent un spasme du sphincter. Elles ont alors ce qu'on appelle *une attaque d'hémorrhoïdes*, c'est-à-dire qu'elles éprouvent subitement une sensation de chaleur, de pesanteur, de plénitude dans le rectum, suivie d'une douleur intense pendant la défécation et quelquefois d'une irritation, jusque dans la vessie.

Ces symptômes, souvent accompagnés de mouvement fébrile, occasionnés par l'inflammation et le gonflement des tumeurs variqueuses, diminuent plus tard, non sans laisser parfois une augmentation permanente de ces grosseurs.

La formation, le développement de ces tumeurs semblent vraiment être surtout occasionnés par la congestion vers l'anus. Cette congestion reconnaît surtout pour cause l'usage des boissons stimulantes, si bien que certains malades ne souffrent qu'après s'être livrés à des excès de ce genre.

Après cette congestion, les hémorrhoïdes deviennent très douloureuses: c'est une sensation de chaleur et un insupportable prurit du côté de l'anus.

Nous avons déjà établi ce fait que les hémorrhoïdes externes sont sujettes à s'enflammer et à suppurer et que le pus, formant un petit abcès dans l'épaisseur du pli, s'ouvre à sa partie saillante et laisse quelquefois à sa suite une petite ouverture fistuleuse. Celle-ci donne lieu à l'issue d'une légère quantité de pus qui apparaît, sur le linge, sous la forme d'une tache d'un jaune pâle, qui peut faire soupçonner au chirurgien l'existence d'une fistule borgne externe.

Si on se livre à un examen attentif, on peut découvrir l'ouverture de l'hémorrhoïde et, en y passant une sonde très fine, on en atteint bientôt le fond et on s'assure qu'on a affaire à un trou borgne, qui ne s'étend pas jusqu'au tissu aréolaire externe du rectum et qui ne doit pas être regardé, et encore moins traité comme une fistule borgne externe, puisque l'ablation de l'hémorrhoïde suffit pour amener la guérison de cette espèce de fistule. J'ai examiné, une fois, un cas qui m'était présenté comme une fistule anale, accompagnée d'hémorrhoïdes externes volumineuses, et qui n'était qu'un assemblage de petits orifices conduisant dans les trous borgnes limités à ces excroissances.

J'ai aussi remarqué que, quand des hémorrhoïdes internes d'un certain volume proéminent, au delà de l'anus, elles sont sujettes à être comprimées et étranglées par le sphincter externe. Le muscle contracté empêche le retour du sang, occasionne un gonflement inflammatoire des hémorrhoïdes qui peuvent s'étrangler complètement et s'escharifier. De cette façon, des hémorrhoïdes d'un grand volume peuvent se détacher par mortification, et les malades se trouvent guéris de leur mal par une sorte de processus naturel. Dans ces sortes de circonstances, le malade éprouve beaucoup de douleurs et de souffrances, mais la guérison est exempte de tout danger. Dans les cas que j'ai rencontrés, les extrémités seules d'une ou deux grosses hémorrhoïdes disparurent, et les malades, quoique notablement soulagés, ne furent nullement guéris de leur affection.

Un des symptômes les plus communs des hémorrhoïdes est, sans contredit, l'hémorrhagie qui a donné son nom à la maladie tout entière. Elle se produit au moment de la défécation. La quantité de sang perdu varie beaucoup. Quelquefois les fèces sont simplement teintés de quelques gouttes de sang; dans d'autres cas, l'hémorrhagie est considérable, plusieurs onces de sang peuvent être rendues, au moment des selles. L'écoulement peut être irrégulier, et survenir seulement après la constipation ou au moment des règles. Il peut encore se renouveler tous les jours, et se faire même dans l'intestin; il produit alors les symptômes ordinaires des hémorrhagies répétées : la constitution devient anémique, les lèvres se décolorent, le malade maigrit, son pouls est petit et vif, il souffre de battements dans les tempes, de palpitations, d'oppression, il peut à peine supporter la plus légère fatigue, de l'œdème envahit les jambes et les pieds.

Les caractères du sang, issu des hémorrhoïdes, sont variables; quelquefois il est veineux, d'autres fois artériel.

Il y a des personnes qui, sans souffrir d'autres inconvénients de l'état variqueux de leurs veines hémorrhoïdales, perdent du sang par le rectum, à des époques régulières, ou toutes les fois qu'à la suite d'une trop forte nourriture et du défaut d'exercice, la constitution devient plus pléthorique qu'à l'ordinaire. Alors 3 à 6 onces (75 à 150 grammes) de sang s'écoulent dans les selles, au moment des déjections alvines : ce sang est d'une couleur noire et manifestement veineux.

Des hémorrhagies habituelles de ce genre se rencontrent assez fréquemment chez les personnes pléthoriques, comme dans le cas suivant.

Observation VIII. — « J'avais donné mes soins, il y a quelques « années, à un robuste gentleman de plus de 70 ans qui avait été sujet « à des hémorrhagies périodiques depuis plusieurs années, surtout au « printemps et à l'automne.

« Après avoir duré d'une semaine à dix jours, ces hémorrhagies ces« saient ordinairement spontanément ; mais, cependant, pas toujours, « et quand il éprouvait de la faiblesse, à la suite de ces pertes trop pro« longées, il avait l'habitude de les arrêter, à l'aide d'un lavement d'eau « froide. Ces hémorrhagies cessèrent enfin, mais, six mois après, son « urine devint albumineuse et un an plus tard, il mourut subitement « d'une attaque d'épistaxis. »

Les pertes périodiques de sang par les veines hémorrhoïdales diminuent la congestion du foie et des reins, aident à se garantir des attaques de goutte, et préviennent l'apoplexie.

Il ne faut donc pas amener leur suppression, à moins que leur longue durée n'épuise les forces du malade. Chez beaucoup de personnes, suivant leur constitution et leur manière de vivre, on considère, avec raison, cet écoulement comme un préservatif de maladies. Ces hémorrhagies, quoique d'origine hémorrhoïdale, ne peuvent pas être regardées, comme provenant directement des tumeurs, car il n'y a rien de changé dans la disposition des veines qui constituent ces tumeurs. Il arrive cependant quelquefois que certaines personnes, après avoir souffert pendant quelques jours d'une attaque d'hémorrhoïdes, ont un écoulement de sang par le rectum ; celui-ci cesse bientôt, et tous les autres symptômes s'amendent.

Cette hémorrhagie est ordinairement veineuse.

La déplétion des veines hémorrhoïdales, qu'elle ait lieu par exsudation ou par rupture (il est difficile de le dire), diminue l'inflammation et la congestion des vaisseaux, et le malade se trouve ainsi soulagé. Mais l'hémorrhagie qui, plus ordinairement, provient des hémorrhoïdes internes, est d'origine artérielle, car ces vaisseaux s'hypertrophient sous l'influence de la maladie.

Les vaisseaux qui siègent sur la surface spongieuse de la muqueuse cèdent facilement à la pression produite, au moment de la défécation, ou s'ouvrent par érosion, au moment du passage des matières fécales durcies. Si une artère d'un certain volume se trouve dans le tissu sous-muqueux, elle est exposée à l'ulcération, et peut alors donner du sang d'une façon continue ; le malade s'affaiblit, éprouve les symptômes que nous avons déjà mentionnés (*a*).

Quelquefois on peut distinguer une petite artère au sommet d'une hémorrhoïde, qui laisse échapper le sang. Le liquide est alors d'un rouge vif, artériel. Croire qu'une hémorrhagie semblable soit bonne pour la santé est une

(*a*) Nous insistons sur ce point démontré par le professeur Gosselin (1866) que l'écoulement sanguin hémorrhoïdal est très rarement périodique et plus exceptionnellement encore utile à la santé. Cette dernière idée, qui nous vient de Sthal, a contribué à laisser les malades et les chirurgiens dans une fâcheuse inaction en face des pertes de sang fort nuisibles à l'économie.
(*Note du traducteur.*)

erreur capitale, et il est fort important que le praticien sache distinguer l'écoulement, conséquence d'une maladie locale, de celui qui est amené par un état de pléthore ou à la suite de la congestion des organes internes.

Le seul moyen de faire un examen satisfaisant est d'obtenir l'issue complète des tumeurs hémorrhoïdales. L'exploration avec le doigt ne suffit pas. Il est très difficile de reconnaître les hémorrhoïdes internes en passant le doigt dans le rectum, et il est souvent impossible de distinguer les saillies hémorrhoïdales qui sont douces au toucher, d'avec les plis lâches de la membrane muqueuse de cette région.

Quand les hémorrhoïdes glissent facilement, un simple effort du malade suffit pour les faire sortir assez, pour les soumettre à l'examen du chirurgien. Dans d'autres cas, on administre un lavement, et on engage le malade à soutenir l'effort qu'il a fait pour le rendre, jusqu'à ce que l'examen soit terminé. A l'aide de ces moyens, on peut connaître l'étendue exacte de la maladie.

J'ai déjà expliqué que, dans les hémorrhoïdes, la membrane dont elles proviennent se relâche, se sépare de la tunique musculaire, suit les mouvements de ces tumeurs et se trouve expulsée avec elles. La chute du rectum peut cependant exister, dans certains cas, indépendamment des hémorrhoïdes, et, quand la membrane muqueuse descend ainsi facilement, il faut beaucoup d'attention pour distinguer ses replis d'avec les tumeurs hémorrhoïdales.

La muqueuse, renversée sur elle-même et étranglée par le sphincter, se congestionne et peut être prise dans cet état de turgescence pour des hémorrhoïdes enflammées. J'ai été témoin de cette méprise, et je connais un cas dans lequel on lia quelques-uns de ces plis en les prenant pour des tumeurs hémorrhoïdales. Dans ce cas, les parties comprises dans la ligature occupaient toute l'épaisseur de l'intestin. Une inflammation diffuse du tissu aréolaire sous-muqueux s'ensuivit et amena la mort du malade.

Quand les tumeurs sont petites et ne causent que peu de gêne, le traitement est très simple. Dans tous les cas, il faut porter toute son attention sur le genre de vie des malades. Il faut ne leur permettre le vin qu'avec beaucoup de modération et même les en priver, car souvent les malades éprouvent un grand avantage à s'abstenir complètement des boissons alcooliques.

J'ai dit que dans les tumeurs hémorrhoïdales, il y a ordinairement une tendance à la congestion de la partie inférieure du rectum. Beaucoup d'individus ne se ressentent jamais de cette fluxion, ou s'ils souffrent de leurs hémorrhoïdes, ce n'est qu'après l'ingestion d'un verre d'eau-de-vie, même étendue d'eau, ou l'absorption de quelques verres de vin.

Ces personnes devraient rigoureusement s'abstenir de ces boissons.

Il faut recommander au malade un exercice actif en plein air, tous les jours, et lui défendre de rester trop longtemps assis à son bureau. Je dis à son bureau, parce que cette occupation trop prolongée, et l'oubli des règles de l'hygiène produisent les maladies hémorrhoïdales: c'est ce qui explique que les personnes qui s'occupent de littérature souffrent si souvent de ce mal. Il faut conseiller les chaises de canne (1), afin de prévenir la chaleur qu'occasionnent les coussins rembourrés. Les plus mauvais sièges sont ceux recouverts en drap américain bréveté, car ce

(1) Les personnes qui sont sujettes aux hémorrhoïdes et que leur profession oblige à des voyages fréquents auront grand avantage à se servir d'un siège canné mobile au lieu des coussins ordinaires des chemins de fer.

drap, étant imperméable à l'humidité, amène une sensation de chaleur concentrée.

Le ventre doit être maintenu libre, avec grand soin, pour éviter les selles dures et constipées, et leur action mécanique fâcheuse. Irriter le rectum, par des purgations répétées, est plus nuisible encore que la constipation. Cependant, quand les évacuations sont rares et les intestins paresseux, l'usage d'un cathartique doux, qui débarrasse surtout le gros intestin, diminue la congestion des vaisseaux et procure du soulagement aux hémorrhoïdaires. Dans les cas où les intestins sont habituellement constipés, un régime sévère, un exercice régulier auront une grande action pour atténuer le mal. Mais l'intervention du médecin est souvent nécessaire. Un lavement simple, rendu plus actif s'il le faut par l'addition du tartrate de potasse, sera pris en se mettant au lit; chaque jour, au diner, le malade prendra une pilule composée de rhubarbe, d'extrait de noix vomique et d'extrait aqueux d'aloës, et on obtiendra ainsi le résultat désiré. Cette dernière préparation n'a pas les inconvénients que l'on attribue ordinairement et avec raison à l'usage de l'aloës dans cette maladie. L'extrait aqueux se dissout rapidement et a déjà produit tout son effet avant d'arriver au rectum. L'eau de Pullna, l'eau de Friedrichshall prises le matin à jeun et l'eau de Hunyadi Janos conviennent à beaucoup de personnes et procurent un soulagement notable.

Quand les intestins ont besoin d'être vidés complètement, un purgatif composé de rhubarbe, de tartrate ou de sulfate de potasse, produira l'effet voulu, sans amener d'irritation locale.

Dans les cas d'hémorrhoïdes externes, les parties malades doivent être lotionnées avec de l'eau froide ou avec une solution astringente d'alun ou de sulfate de zinc.

Quand elles s'enflamment, le malade doit garder la position horizontale. L'application de glace pilée ou d'une mixture glacée amène généralement un soulagement complet en quelques heures. S'il n'y a qu'une hémorrhoïde d'un volume peu considérable, c'est-à-dire une tumeur arrondie d'une couleur livide (figure 3) on se trouve bien d'ouvrir la tumeur avec une lancette, pour en extraire le caillot foncé. On laissera, après l'opération, le malade sur un lit ou un canapé, pendant deux ou trois heures, car si le malade s'assied, les quelques gouttes de sang qui s'écoulent pourraient salir ses vêtements. L'inflammation envahit la veine qui s'oblitère, et l'hémorrhoïde ne consiste plus qu'en un petit repli.

Quand plusieurs hémorrhoïdes sont enflammées, la pratique ordinaire consiste à appliquer quelques sangsues ; on dispose le malade de façon que les parties puissent être bien bassinées avec de l'eau tiède et recouvertes de cataplasmes, et, quand l'inflammation a disparu, je recommande de faire l'excision des tumeurs, afin que le malade n'en soit plus tourmenté.

L'application de la glace est tellement efficace que les sangsues sont rarement nécessaires. L'excision des hémorrhoïdes est une opération très douloureuse, mais depuis l'introduction des anesthésiques, je les ai quelquefois enlevées à des malades, soumis à leur influence, uniquement pour leur faire gagner du temps. L'écoulement de sang après l'opération soulage le malade, les symptômes inflammatoires disparaissent et les parties malades guérissent.

L'excision des hémorrhoïdes externes est une opération facile, prompte et très efficace. Les tumeurs sont saisies avec les pinces à hémorrhoïdes, indiquées figure V, tirées un peu en dehors, et quand elles sont ainsi éloignées de la marge de l'anus, on les excise avec une paire de ciseaux courbes sur le plat. Si l'on voit un vaisseau qui projette du sang, il est plus prudent d'en faire immédiatement la ligature. Une pression douce, au moyen d'un peu d'ouate de laine, introduit dans l'ouverture et l'application d'un bandage en T suffisent ordinairement pour arrêter l'hémorrhagie. L'excision est le meilleur remède des hémorrhoïdes ulcérées.

J'enlevai, à l'hôpital de Londres, à une femme mariée, âgée de 37 ans, uue grosse tumeur, située au bord de l'anus qui était le siège d'un ulcère superficiel assez large, pénétrant un peu dans l'intérieur du sphincter. Quoique le pli fût exempt d'inflammation, elle avait une douleur vive, après avoir été à la selle, et elle souffrait ainsi depuis sept mois. Les différents praticiens auxquels elle s'était adressée l'avaient traitée, sans l'avoir examinée. L'opération amena un prompt soulagement; au bout d'une quinzaine de jours, la partie fut presque guérie et elle put quitter l'hôpital. Ce large repli appartenait évidemment à une hémorrhoïde, tenant le milieu entre les hémorrhoïdes internes et les externes, sur la surface muqueuse de laquelle s'était formé un ulcère. Le traitement, applicable aux hémorrhoïdes externes, convient aussi à ces grosseurs de nature mixte. Elles peuvent être excisées, sans qu'on s'expose à une hémorrhagie sérieuse.

En faisant l'ablation de ces excroissances de l'anus, le chirurgien doit prendre garde de ne pas faire une plaie trop étendue; je connais certains cas, et j'en ai observé un moi-même une fois, dans lesquels la peau, à la base des hémorrhoïdes, fut excisée trop largement, l'ouverture anale fut si resserrée à la suite que le malade éprouvait beaucoup de peine et de difficulté pendant la défécation.

Comme l'excision des hémorrhoïdes externes est quelquefois très pénible, on peut faire disparaître la douleur, en insensibilisant les parties avec de l'éther ou avec un mélange de glace et de sel, appliqué immédiatement avant l'opération; si le malade le préfère, on peut faire usage des anesthésiques.

Dans les cas d'hémorrhoïdes internes, un lavement d'une demi-pinte d'eau de source froide introduit dans le rectum, le matin, après déjeuner, a un effet très utile sur les hémorrhoïdes, car il resserre les vaisseaux et ramollit les selles avant les évacuatious journalières. Le soulagement que procure ce traitement si simple, combiné avec un régime régulier, est souvent très remarquable.

Des personnes, qui avaient plus ou moins souffert, des années entières, de leurs hémorrhoïdes, m'ont assuré qu'elles étaient exemptes de toute souffrance depuis qu'elles faisaient usage régulièrement de lavements à l'eau froide.

Quelques praticiens ajoutent à l'eau, pour rendre le lavement plus astringent, de l'alun, de l'acide tannique ou du perchlorure de fer. Dans certains cas rebelles, j'ai obtenu de bons effets de la décoction d'écorces de chêne.

Quand on fait usage des injections astringentes, il faut les prendre en petite quantité et au moment où l'on va se mettre au lit, afin que ces injections soient gardées toute la nuit, et qu'elles aient un peu plus de temps pour agir sur les hémorrhoïdes.

Pour faire contracter l'intestin, rien n'est meilleur qu'un lavement électuaire additionné de soufre ou de bitartrate de potasse, pris au moment de se mettre au lit, afin d'obtenir un résultat le matin.

La conserve de poivre noir, mieux connue sous le nom de pâte de Wards, a joui, longtemps, d'une grande réputation, comme remède contre les hémorrhoïdes ; il est certain qu'elle exerce une action utile sur cette maladie. La dose ordinaire est d'un drachme (2 grammes), trois fois par jour.

On suppose que cette préparation passe à travers le canal alimentaire sans s'altérer et, qu'en traversant le rectum, elle agit directement sur les hémorrhoïdes, comme topique stimulant.

Il me semble que c'est un procédé bien peu scientifique, de faire absorber au malade une préparation de poivre qui ne doit produire d'effet qu'à l'autre extrémité du canal alimentaire, et sir B. Brodie raconte qu'un malade de sir Everard Home, ayant fait cette réflexion, s'en introduisit, dans le rectum, autant qu'il put en supporter, ce qui, dit-on, amena sa guérison. Depuis lors, sir E. Home employa cette préparation, en application locale, dans quelques autres cas, et avec avantage.

Le poivre cubèbe, pris à l'intérieur, semble soulager les malades, de la même manière que la conserve de poivre noir. Je n'ai pas l'habitude, dans ma pratique, de recommander l'usage de ces remèdes; je préfère agir plus directement sur le siège du mal.

Quand il y a un léger suintement glaireux qui indique un état maladif de la surface muqueuse des hémorrhoïdes, j'obtiens de bons résultats de l'application d'un onguent au citron. Le malade doit prendre un peu de cet onguent sur le bout de son doigt, le faire fondre au feu et l'appliquer, chaque soir, sur les parties malades.

C'est une meilleure préparation que l'onguent de noix de galles que l'on prescrit si souvent. L'onguent au nitrate d'argent est aussi très avantageux. J'ai quelquefois obtenu de bons effets du sulfate de cuivre solide ; j'ai pu ainsi modifier les granulations de la surface des hémorrhoïdes : cette substance fait moins souffrir que le nitrate d'argent, qui pourtant remplit le même but.

Lorsque le rectum est très irrité, on obtient un grand soulagement par l'emploi du baume de copahu qui agit comme un laxatif léger, en même temps qu'il calme l'irritation. On peut le donner à la dose d'un demi-drachme (8 décigrammes), trois fois par jour avec environ 15 minimes (3 centigrammes) de solution de potasse, dans une potion pour en masquer le goût. Les personnes qui trouveraient que ce mélange leur donne des nausées peuvent le prendre en capsules.

Quand les hémorrhoïdes internes sortent, en allant à la selle, et qu'il faut les faire rentrer, les malades auront la précaution de se munir, au cabinet, d'un morceau d'éponge ou de linge fin usé et d'eau froide, pour les repousser.

Il peut arriver qu'à la suite de leur sortie, les hémorrhoïdes s'enflamment un peu, se congestionnent et que le malade ne puisse plus les faire rentrer seul, sans le secours d'une main étrangère. Le chirurgien fera coucher le malade sur un canapé et tâchera, par de douces pressions, de vider le sang qui se trouve dans les hémorrhoïdes et de les faire passer au delà du sphincter, ce qui sera généralement facile, quand elles ne sont pas sorties depuis trop longtemps.

Elles peuvent cependant être devenues assez congestionnées et se trouver trop étroitement serrées par le sphincter pour pouvoir rentrer. Dans ce cas, on les pique en plusieurs points avec une aiguille, on les lotionne avec de l'eau froide ou même glacée, et l'on conseille au malade de garder la position horizontale. Au bout de quelque temps, la tension et la tuméfaction auront disparu et les hémorrhoïdes rentreront probablement sans difficulté.

Si les tumeurs sont étranglées depuis longtemps et qu'il y ait un commencement d'eschare, le chirurgien devra s'abstenir. On emploiera les fomentations, les cataplasmes, et on s'occupera de l'état général, on cherchera à diminuer la douleur par l'administration des opiacés.

Quand les hémorrhoïdes internes sont d'un assez grand volume pour sortir de l'anus, ou qu'elles s'enflamment, s'ulcèrent et donnent lieu à des hémorrhagies, de manière à être une cause constante de malaise et de souffrance, il faut les enlever par l'opération. Celle-ci peut se faire par cautérisation ou par ligature.

Autrefois on recourait à l'excision, mais ce procédé a été si souvent suivi d'hémorrhagies dangereuses, qu'on a renoncé à son emploi.

Cautérisation. Le Dr Houston, de Dublin, a publié, en 1843, dans un journal (Journal de Dublin de la science médicale, vol. XXIII) un article dans lequel il recommande l'emploi de l'acide nitrique pour la guérison des hémorrhoïdes rouges et vasculaires. Cet escharotique a été employé, depuis, dans des cas semblables, avec un excellent résultat. Le nitrate acide de mercure est plus actif et je lui donne la préférence. Il convient surtout pour enlever les tumeurs d'apparence fongueuse et brillante, et principalement la tumeur périnéale isolée qui se voit si souvent chez les personnes jeunes; c'est un remède peu douloureux et très sûr. Il faut prendre toutes les précautions pour mettre la tumeur bien en vue; le malade s'appuiera sur une table, ou se couchera sur un lit, et les fesses seront écartées par un aide. Le chirurgien prend alors un morceau de flanelle, le plonge dans le nitrate acide de mercure, ou dans l'acide nitrique concentré et applique le caustique sur toute la surface de l'hémorrhoïde, jusqu'à ce que la couleur rouge ait fait place à une couleur cendrée. Il ne faut laisser aucuns points rouges. Il convient de prendre toutes les précautions nécessaires pour qu'aucune goutte du caustique ne touche la peau de la marge de l'anus. Afin de bien ménager les parties voisines de l'hémorrhoïde, au moment de l'opération, j'étreins la base de la tumeur avec des pinces à branches dorées qui s'y adaptent exactement. Une rainure faite dans les mors de la pince lui permet d'emboîter exactement les parties, et un ressort ou une vis cachée dans les manches permettront à la pince d'agir comme un clamp. On absorbe l'humidité de la surface avec de la charpie, on y fait des onctions avec de l'huile d'amandes douces, et la tumeur peut alors être rentrée dans le sphincter.

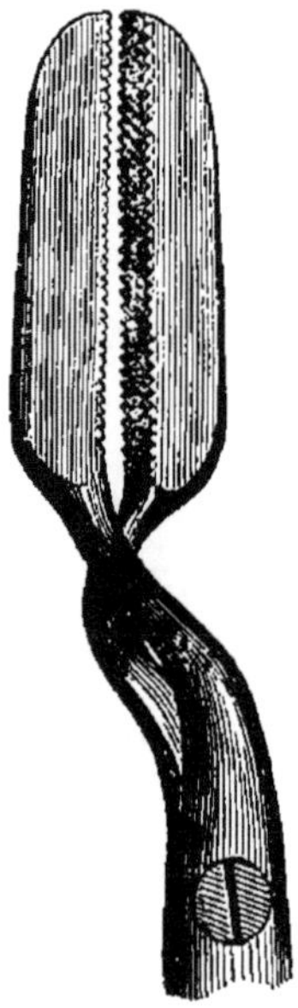

FIG. 4

La douleur causée par cette application dans les cas légers n'est pas bien vive. Le malade éprouve une sensation de brûlure qui se passe bientôt, l'eschare se sépare et la guérison de l'ulcération produite par le caustique s'obtient ordinairement sans aucun malaise.

Si la tumeur n'est pas trop volumineuse, ce procédé réussit très bien, mais il ne convient pas à l'ablation des bourrelets hémorrhoïdaux et des tumeurs de grande dimension. Le traitement des hémorrhoïdes, par l'acide nitrique, a été préconisé à tort, ce qui fait qu'on l'a appliqué dans des circonstances, où il était tout à fait insuffisant. Je connais bon nombre de cas, dans lesquels on a tenté d'enlever, par cette méthode, des tumeurs volumineuses sans succès; ces hémorrhoïdes exigent l'emploi d'autres moyens thérapeutiques.

J'ai eu également connaissance de faits dans lesquels le caustique avait été appliqué trop largement; il en était résulté des souffrances extrêmement vives et à la chute des eschares, il y eut des hémorrhagies inquiétantes et des ulcérations étendues très difficiles à guérir.

Un officier, récemment revenu des Indes, dont la santé était fortement ébranlée par des hémorrhagies hémorrhoïdales répétées et par une affection du foie, vint se confier à mes soins. Sir Ranald Martin fut d'accord avec moi qu'il y aurait danger à tenter la ligature dans de telles conditions. J'appliquai donc l'acide nitrique assez largement sur une grosse grappe d'hémorrhoïdes internes. Cette application réussit parfaitement à arrêter l'hémorrhagie et à empêcher l'issue des tumeurs, mais la douleur fut extrêmement vive. Il en résulta une inflammation et un gonflement des tumeurs externes, et le malade fut obligé de garder le lit pendant huit jours.

Le cautère actuel, la pâte de Vienne et d'autres caustiques ont été aussi employés, surtout par les chirurgiens français, et on a inventé plusieurs instruments ingénieux pour les appliquer. Amussat s'occupa surtout de ce point, et détruisit des hémorrhoïdes internes en cautérisant avec le caustique Filhos la base des tumeurs.

Les hémorrhoïdes internes peuvent très bien être enlevées au moyen du cautère actuel, et quelques chirurgiens des plus éminents en Angleterre et en Allemagne préfèrent ce procédé à tout autre mode de traitement. Avant une opération, quelle qu'elle soit, il est nécessaire d'obtenir la sortie complète des hémorrhoïdes en dehors de l'anus. Pour cela, on administre de l'huile de ricin, six ou huit heures avant l'époque fixée pour l'opération, et, si les hémorrhoïdes ne sont pas bien sorties, on donne un grand lavement d'un litre à l'arrivée du chirurgien. Au moment de l'issue du liquide, les hémorrhoïdes se présentent et peuvent rester ainsi dehors en engageant le malade à faire un léger effort d'expulsion.

On fera coucher le malade sur le côté (je préfère le côté gauche) sur une chaise longue ou sur un lit suffisamment élevé, et on fera fléchir fortement les cuisses et écarter les fesses par un aide. Si le malade le désire, on pourra lui administrer de l'éther.

On saisit les excroissances hémorrhoïdales les unes après les autres avec la pince (Volsellum) et on les tire en dehors. On applique alors à la base un clamp solide dont on rapproche les mors et que l'on confie à un aide. Toute la masse qui se trouve au-dessus du clamp est excisée avec des ciseaux courbés sur le plat. On essuie la base de la tumeur, avec beaucoup de soins et on applique le cautère actuel sur cette base au niveau du clamp. On peut employer, pour cet usage, le cautère actuel ou le galvano-cautère maintenu à la température rouge sombre. On applique ainsi le clamp sur les diverses parties qu'on doit enlever. On les graisse d'huile avec soin, et on fait rentrer le tout dans le rectum en ayant bien la précaution de ne toucher à l'eschare que le moins possible.

MM. Smith (1) et Langenbeck (de Berlin) ont employé le cautère actuel pour faire cette opération. Je suis d'avis de lui préférer le galvano-cautère, qui est moins douloureux et qui produit un eschare bien moins susceptible d'hémorrhagie. Cependant l'inconvénient de cet instrument, c'est le volume embarrassant qu'il présente et la difficulté de pouvoir se le procurer à la campagne (*a*).

Ligature. — Les instruments nécessaires à l'opéra-

(1) M. Smith a fait une heureuse modification en recouvrant le clamp d'une couche d'ivoire à l'extérieur, pour empêcher la transmission de la chaleur aux parois avec lesquelles il se trouve en contact.

(*a*) Aujourd'hui, le chirurgien a une ressource toute trouvée dans les nombreux modèles de thermo-cautère qui existent chez tous les fabricants. Cet instrument, plus maniable que le cautère actuel, a l'inconvénient de rayonner plus que le galvano-cautère et d'exposer, plus que lui, à cautériser les parties voisines. (*Note du traducteur.*)

tion sont le crochet de Salmon à quatre branches un peu longues (fig. 6) ou une pince double à quatre griffes (fig. 5), avec un point d'arrêt pour fixer les branches de l'instrument, une paire de forts ciseaux droits, à lames bien tranchantes, solidement fixées par leur pivot, et une aiguille, fortement recourbée, facile à tenir à la main et ayant l'œil au niveau de la pointe. Je préfère et j'emploie généralement la pince à griffes. Du bon fil retors et ciré est le meilleur pour la ligature. Après avoir administré de l'éther, si le malade le demande, la fesse est écartée par un aide. Je saisis alors et je tire en bas l'hémorrhoïde, je confie l'instrument à un aide, et je fais avec les ciseaux une incision au pourtour de la base de la tumeur, au point de jonction de la muqueuse et de la peau, en dirigeant l'instrument parallèlement aux enveloppes du rectum et non dans l'intérieur de la tumeur ; je place ensuite la ligature exactement dans la rainure que j'ai ainsi pratiquée, je lie très serrée, sans me presser, la base de la tumeur.

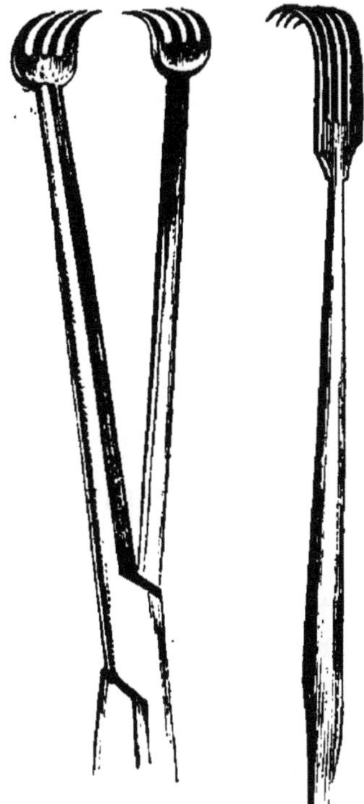

FIG. 5 FIG. 6

Quand l'hémorrhoïde est très grosse et très volumineuse, je passe l'aiguille courbe, armée d'un fil, au fond de la rainure faite par l'incision, et je la passe aussi à travers la partie centrale de la base de la tumeur. Je retire l'aiguille en laissant le fil double, et j'attache celui-ci de chaque côté.

Toutes les tumeurs restantes doivent être traitées de la même manière. S'il n'y a pas de tendance à l'hémorrhagie par les surfaces de l'incision, ce qui est l'ordinaire, on peut couper très court l'extrémité des ligatures, et les tumeurs, ainsi liées, doivent être réintroduites doucement dans le rectum. Si on craint l'hémorrhagie, il faut conserver plus longues les extrémités des fils, afin de permettre au chirurgien de tirer en bas les hémorrhoïdes et d'atteindre le vaisseau qui donnerait du sang.

Ordinairement dès que les tumeurs sont rentrées dans l'intestin, l'hémorrhagie cesse : une section un peu large de la base de la tumeur diminue beaucoup les souffrances ultérieures du malade. La ligature, en étreignant l'hémorrhoïde à la base, oblitère toutes les artères qui s'y rendaient et arrête l'écoulement sanguin des surfaces divisées, qui sont seules sujettes à donner du sang. L'opérateur doit cependant avoir le soin de diriger la section, dans le sens des enveloppes du rectum, et de ne pas la pratiquer à travers l'hémorrhoïde.

En opérant les hémorrhoïdes internes, il n'est pas nécessaire de comprendre minutieusement dans les ligatures, les moindres portions d'hémorrhoïdes ou de membrane muqueuse hypertrophiée. L'ablation des grosses tumeurs laisse une surface dénudée d'une telle étendue, que la contraction qui suit la guérison suffit pour amener la disparition de toutes les parties qui auraient échappé à la ligature et amoindrir la laxité de la membrane muqueuse, qui favorise l'issue des hémorrhoïdes.

Lorsque le chirurgien fait la ligature des hémorrhoïdes internes, et qu'il observe quelques hémorrhoïdes externes un peu volumineuses ou quelque grand repli de peau, il fera bien de les exciser en même temps. Si le malade n'est pas chloroformé ou éthérisé, il souffrira un peu plus de cette excision que de la ligature elle-même, mais cela lui épargnera des souffrances ultérieures, car l'irritation produite par la ligature peut amener l'inflammation des hémorrhoïdes externes.

OBSERVATION IX. — Il y a quelques années, un jeune pasteur de la campagne, qui avait beaucoup souffert des hémorrhoïdes, vint s'installer en ville pour entreprendre le traitement nécessaire à sa guérison. Comme il était affecté, en même temps, et d'hémorrhoïdes internes et d'hémorrhoïdes externes, je conseillai de lier les premières et d'enlever les autres avec le bistouri. Etait-ce par pusillanimité ou bien trouvait-il que ses souffrances ne provenaient que des hémorrhoïdes internes, il ne voulut se faire opérer que de ces dernières. L'opération de la ligature irrita les hémorrhoïdes externes, y amena une inflammation et un gonflement excessifs et les douleurs furent si vives que le troisième jour, après l'opération, je fus obligé de les exciser. Heureusement que l'inhalation du chloroforme l'empêcha de sentir cette opération qui eût été extrêmement douloureuse, à cause de l'inflammation des parties malades. Il guérit ensuite parfaitement.

Quand les hémorrhoïdes externes enflammées sont petites, on obtient un soulagement notable en y faisant des applications de glace. En excisant ces tumeurs externes, le chirurgien doit avoir toujours présent à l'esprit qu'il ne faut pas couper de peau saine. Dans les hémorrhoïdes externes, d'un très grand volume, la peau modifiée au bord de l'anus peut être prise pour des hémorrhoïdes externes et, si on en fait l'excision, un rétrécissement de l'anus pourrait en résulter, à mesure que se formerait la cicatrice. Je n'ai jamais rencontré de resserrements fâcheux, après l'emploi de la ligature pour les hémorrhoïdes internes.

J'ordonne généralement, immédiatement après l'opération, de prendre un mélange de craie et de laudanum, dont on renouvelle l'emploi toutes les deux heures, afin de diminuer les souffrances et de resserrer les intes

Les douleurs qui suivent l'opération varient beau

et selon l'étendue des parties liées, et suivant l'irritabilité du sujet, mais elles sont ordinairement légères et disparaissent promptement. La ligature, faite sur une membrane muqueuse, n'est pas aussi pénible que celle qui comprendrait une certaine épaisseur de la peau.

Dans quelques cas, les souffrances sont vives et prolongées et privent le malade de repos et de sommeil. Quand cela arrive, rien ne soulage mieux que la glace. On applique sur la partie malade une vessie, un morceau de soie huilé, ou mieux, un sac en caoutchouc vulcanisé, que l'on remplit autant qu'il est nécessaire. Faite après l'opération, cette application procure toujours un grand soulagement et un grand bien-être. Des doses répétées de laudanum ou de morphine seront administrées, si la douleur continue.

S'il n'y a que peu de chaleur et de gonflement, il suffit de mettre des cataplasmes et de faire des fomentations. Il ne faut pas prendre de lavement pendant les premiers jours. Je prescris ordinairement de prendre de l'huile de ricin le quatrième ou le cinquième jour, et je conseille au malade de se faire préparer un bain de siège tiède, et de s'y mettre dès que la médecine a fait son effet. Ce bain adoucissant soulage beaucoup.

Un lavement d'une demi-pinte (un quart de litre) d'huile d'olive chaude, pris un peu avant le moment où le malade ira à la selle, contribuera notablement à diminuer ses souffrances.

Plus les ligatures sont serrées, plus vite elles tombent en ulcérant les tissus. La chute des ligatures arrive le quatrième ou le cinquième jour environ, et pendant ce temps, le malade doit rester étendu sur son lit, ou sur une chaise longue. La chute des tumeurs laisse nécessairement, à la partie inférieure du rectum, une surface dénudée, et on doit y faire bien attention pendant le temps qu'elle met à guérir. Il faut entretenir la mollesse des fèces, par des laxatifs doux, tels que : un lavement émollient, de l'huile de ricin ou des eaux minérales purgatives, et le malade doit rester au repos, dans la position horizontale. Si l'ulcération est lente à guérir, on passera, sur sa surface, une légère solution de nitrate d'argent.

La chute de la ligature est très rarement suivie d'hémorrhagie. Le seul cas désagréable qui me soit arrivé dans ce genre est celui d'un homme robuste et sanguin, âgé de 56 ans, chez lequel j'avais lié plusieurs grosses hémorrhoïdes. Tout alla bien pendant quelque temps, et la dernière ligature tomba le neuvième jour. Quatre jours après et sans que le malade eût quitté son lit, une hémorrhagie se déclara dans le rectum et, en quelques minutes, il perdit un quart de litre de sang, et il s'évanouit. La glace arrêta l'hémorrhagie, celle-ci ne se reproduisit plus, et la guérison fut bientôt complète.

L'irritation locale produite, soit par le cautère actuel, soit par les ligatures, amène quelquefois de la rétention d'urine, et il peut être nécessaire de sonder le malade, le soir même de l'opération. Un bain de siège, joint à un lavement laudanisé, suffit ordinairement pour faire disparaître ces accidents survenus du côté de la vessie.

Ces accidents durent rarement plus de quarante-huit heures ; cependant, chez un homme de constitution nerveuse que j'ai opéré, je fus obligé de sonder le malade, deux fois par jour, pendant toute la semaine qui suivit l'opération ; chez un autre, il fallut recourir au même moyen, pendant dix jours.

En parlant des opérations qui peuvent être pratiquées, pour obtenir la guérison des hémorrhoïdes internes, je n'ai point encore parlé de la méthode par écrasement linéaire, introduite, dans la pratique, par M. Chassaignac, et préférée, je crois, par la plupart des chirurgiens français. Avec l'écraseur et sous l'influence des anesthésiques, on peut enlever une hémorrhoïde, en dix ou douze minutes, sans difficulté et sans crainte sérieuse d'hémorrhagie; il en résulte une plaie lacérée qui guérit bientôt. Les principaux avantages de ce procédé sont : l'absence de douleur après l'opération et la guérison rapide des malades. J'ai vu pratiquer l'opération par M. Chassaignac. Il en résulta l'issue de quelques gouttes de sang, et j'ai lu, dans les journaux français, la relation de trois cas, dans lesquels il y eut des hémorrhagies inquiétantes, le soir ou le lendemain de l'opération.

Ce procédé me paraît entraîner une opération bien laborieuse, quand il y faut enlever plusieurs hémorrhoïdes. Le placement de la chaîne est aussi très difficile, quand la tumeur n'est pas très saillante et que sa base est large. Comme l'opérateur introduit dans le rectum une sorte d'érigne à griffes multiples pour saisir la tumeur et l'attirer au dehors, il peut parfaitement comprendre dans la ligature une grande partie de la membrane muqueuse qui entoure les hémorrhoïdes. Il en résulte un rétrécissement notable de l'orifice anal après la cicatrisation, ce qui me paraît une objection sérieuse contre cette manière de faire.

M. Nélaton disait de l'écrasement linéaire mal appliqué : « Pendant les quelques temps qui suivent son emploi, les malades sont enchantés et le chirurgien croit qu'il a atteint un résultat magnifique, mais, après quelques mois, le tissu cicatrisé se rétracte, et le malade souffre d'un rétrécissement de l'anus. Dans l'espace d'une seule année, j'ai vu un grand nombre de malades qui sont venus me trouver pour tenter de remédier, par une opération, à cette fâcheuse conséquence de l'ablation des hémorrhoïdes. Le rétrécissement admettait à peine le passage d'une plume. Cela est arrivé, parce qu'on avait enlevé non seulement les replis muqueux qui seuls constituaient toute la maladie, mais encore une portion plus ou moins considérable de la peau de l'orifice anal (1). » Les considérations qui précèdent sont une objection importante à l'emploi de l'écraseur pour l'ablation des hémorrhoïdes. Aussi cette méthode est-elle une de celles qui ont trouvé le moins de faveur en ce pays.

On peut ordinairement arrêter les hémorrhagies, occasionnées par les hémorrhoïdes, en introduisant un morceau de glace dans le rectum, en faisant des injections d'eau froide ou glacée, ou de solutions astringentes, telles que le sulfate de zinc ou de cuivre, l'infusion de matico ou de ratanhia. Mais si l'hémorrhagie se renouvelle à chaque évacuation et que le malade s'affaiblisse, il faut prendre d'autres mesures pour l'arrêter.

J'ai déjà parlé du préjugé qui existe contre l'intervention active, dans les cas d'hémorrhoïdes fluentes ; on croit que la perte de sang est utile à la santé générale et qu'il y a danger à arrêter une hémorrhagie devenue habituelle. A cause de cela, l'hémorrhagie peut prendre des proportions fâcheuses, avant qu'on ait recours au chirurgien, mais l'hémorrhagie artérielle est tout autre que l'écoulement veineux périodique ou accidentel auquel beaucoup de personnes sont sujettes.

Un moyen bien efficace contre les hémorrhagies est de toucher la surface saignante avec l'acide nitrique concentré selon la méthode que nous avons déjà indiquée, ou, si la tumeur est assez large, le chirurgien peut la prendre à

(1) Gazette des hôpitaux, 1860, n° 23.

son extrémité saignante avec la pince ou un tenaculum et entourer la tumeur avec une ligature. Souvent l'état d'irritation du sphincter ne permet pas de voir nettement la surface saignante, ou d'introduire le spéculum sans avoir recours au chloroforme.

Dans ces circonstances, le chirurgien peut introduire un crayon de nitrate d'argent dans le rectum, le promener sur toute la surface interne et obtenir l'effet désiré. Il peut aussi employer une solution saturée de perchlorure de fer dans de la glycérine. Un lavement d'eau froide ou une injection astringente, comme l'infusion de ratanhia, sera donnée pour diminuer les contractions intestinales.

Si on a affaire à une hémorrhagie persistante, et qu'on ne puisse découvrir la source exacte de l'hémorrhagie, on pourra injecter dans le rectum un astringent puissant consistant en un mélange de deux drachmes (3 grammes) d'acide tannique, trois d'alcool et sept d'eau, que j'ai employé avec succès, dans des épistaxis rebelles. Les cas les plus malheureux qu'on puisse rencontrer dans la pratique sont ceux dans lesquels il y a, non seulement une hémorrhagie inquiétante, mais encore une ulcération de la surface qui dégénère en fissure douloureuse. L'exemple suivant montrera les difficultés qui se présentent dans des cas semblables, et le traitement qu'il est nécessaire d'appliquer.

Hémorrhagie rebelle occasionnée par une hémorrhoïde interne. — Insuccès des caustiques et des astringents. — Guérison par l'opération.

Observation X. — Le 8 octobre 1845, une femme mariée, d'une constitution délicate et d'une santé ébranlée par des fausses-couches répétées, se plaignait d'une hémorrhagie assez abondante, survenue après une selle constipée. Elle était inquiétée, depuis quelques années, par une hémorrhoïde interne et elle revenait des bords de la mer où elle avait beaucoup souffert. La malade ressentait une douleur profonde dans les reins quand elle avait fait de l'exercice. La souffrance se produisait quelquefois la nuit, pendant plusieurs heures et l'empêchait de dormir. Cette douleur était plus intense pendant l'heure qui suivait une évacuation alvine, à la suite de laquelle s'écoulait une matière jaune pâle. Son moral s'affaiblissait, elle perdait l'appétit et revint à la ville dans un état de santé pire que celui qu'elle avait avant de partir. Puis, quelques jours après, l'hémorrhagie survint.

Je fis un examen; et après quelques difficultés, causées par l'extrême sensibilité des parties, j'aperçus une hémorrhoïde d'apparence végétante, assez profondément située. J'appliquai la pierre infernale assez largement sur la surface enflammée de l'ulcère; la douleur persista plusieurs heures. A mon grand désappointement, l'hémorrhagie se renouvela, au moment de la selle suivante. De l'eau froide et des injections astringentes furent administrées deux fois par jour; mais l'hémorrhagie persista. Un chirurgien qui visita la malade avec moi, le 11, fut d'avis de faire une autre cautérisation assez étendue; elle ne se fit qu'avec une certaine difficulté à cause du spasme douloureux du sphincter, mais elle n'eut pas un meilleur résultat que la première.

La malade prit de l'acétate de plomb, de l'acide gallique, des injections astringentes concentrées de diverses natures, sans que l'hémorrhagie fût arrêtée. Celle-ci n'était pas considérable, mais elle se produisait encore, deux ou trois fois dans les vingt-quatre heures, pendant plusieurs jours, anémiait considérablement la malade et diminuait chaque jour les forces d'une constitution déjà ébranlée.

Après une consultation avec sir B. Brodie, qui eut lieu le 14, nous décidâmes qu'on essaierait de la ligature. La résistance du sphincter contracturé et de la partie inférieure du rectum fut vaincue par la dilatation forcée; cela fait, nous saisîmes l'hémorrhoïde, nous l'amenâmes au dehors et, après quelques difficultés, nous pûmes passer autour de la base une ligature fortement serrée.

La douleur, pendant l'opération, fut intolérable et on administra immédiatement après un drachme (17 décigrammes) de laudanum.

Ce traitement réussit parfaitement; l'hémorrhagie ne se produit plus et la malade reprit sa bonne santé habituelle. Si nous avions connu, en ce moment-là, les propriétés du chloroforme, le traitement eût été beaucoup plus facile et la malade n'aurait pas ressenti d'aussi vives douleurs.

Les opinions sont très partagées sur la question de savoir quel est le meilleur procédé opératoire, la cautérisation ou la ligature, sous le rapport des souffrances produites, du danger couru et de la rapidité de la guérison. Les souffrances consécutives sont les mêmes, dans les deux cas, si on a la précaution de faire une incision assez profonde, avant de pratiquer la ligature, et les deux opérations sont à peu près aussi inoffensives l'une que l'autre. Les partisans de la cautérisation ont, il est vrai, exagéré les dangers de la ligature. Et, après une pratique prolongée, je puis affirmer qu'à une seule exception près, je n'ai jamais eu de cas de mort après la ligature, ni dans ma clientèle particulière, ni dans mon service hospitalier. L'exception dont je parle c'est produite, en 1868; c'était un homme de 52 ans, que j'avais opéré, par la ligature, d'hémorrhoïdes internes, à l'hôpital de Londres, et, quelque temps après, d'une fistule anale. Il fut pris d'infection purulente suivie d'abcès multiples, et il mourut au bout de cinq mois après une affection de la prostate. La cautérisation a été suivie aussi, quoique très rarement, d'érysipèle ou d'infection purulente.

Mais il faut bien se rappeler que toute opération expose, plus ou moins au danger, et que les plus terribles accidents peuvent être la conséquence des causes les plus légères. L'ablation des hémorrhoïdes expose certainement aux accidents qui pourraient survenir après une simple piqûre du doigt.

Au printemps de l'année 1858, quatre personnes au moins moururent du tétanos à l'hôpital Saint-Mark après l'opération des hémorrhoïdes, mais, à cette époque-là, des attaques de tétanos après les opérations et les accidents étaient très fréquentes à Londres; depuis, aucun cas semblable ne s'est présenté dans ce même hôpital. En 1873, je fus appelé en consultation chez un cabaretier âgé de 30 ans, qui était pris de tétanos aigu, après l'ablation, au moyen de la ligature, de quelques hémorrhoïdes volumineuses, opérées par un chirurgien adroit et expérimenté. La mort s'ensuivit. J'ai encore eu connaissance de deux autres cas de mort par tétanos, après la ligature d'hémorrhoïdes, l'un, chez un malade de l'hôpital Métropolitain libre, l'autre, chez une jeune fille opérée par un chirurgien d'hôpital.

Il est tout à fait exceptionnel d'avoir un résultat fatal après une opération d'hémorrhoïdes, chez un sujet exempt de maladies organiques, et, en prenant les précautions ordinaires, ce procédé doit être considéré comme aussi innocent que n'importe quelle autre opération de la chirurgie.

Je continue à donner la préférence à la ligature, comme plus commode pour le chirurgien et moins effrayante pour le malade. L'opération au moyen du cautère est plus embarrassante pour le chirurgien que la ligature; c'est encore un procédé qui demande un temps appréciable, car il faut endormir le malade, et quand on se sert du cautère, il faut prendre des précautions particulières pour éviter les hémorrhagies consécutives.

Dans les cas les plus favorables, le malade peut quitter le lit un peu plus tôt et sa guérison est en quelque sorte plus rapide, après la cautérisation qu'après la ligature, car la cicatrisation après celle-ci ne commence, qu'à la chute des fils, qui n'a lieu qu'après quatre ou cinq jours, et l'eschare superficiel produit par la cautérisation se détache un peu plus tôt.

Un accident qui survient quelquefois après l'ablation des hémorrhoïdes est la transformation des ulcères en fissures ; j'ai observé ce fait deux fois il y a quelques années. Je me suis fait une règle d'éviter les opérations d'hémorrhoïdes après l'âge de 70 ans. J'ai cependant soigné, avec le Dr Wynn Williams, une vieille dame de 73 ans, atteinte de cataracte et affligée en même temps d'hémorrhoïdes fluentes. Ces hémorrhagies rendaient très incertaines les chances de guérison des yeux par l'opération. J'enlevai donc les hémorrhoïdes et la malade guérit très bien, mais très lentement. Plus tard, M. Crischett fit l'extraction des cataractes avec un plein succès.

Les symptômes des hémorrhoïdes paraissent s'amender temporairement, sous l'influence des pressions mécaniques. Dans ce but, on introduit dans le rectum des bougies qu'on y laisse chaque jour, pendant un certain temps; on a employé, dans le même but, de courtes sondes métalliques.

L'indication de comprimer les veines dilatées à parois amincies, par des moyens mécaniques est certainement d'une grande valeur en chirurgie; mais il est visiblement impossible de l'appliquer aux veines hémorrhoïdales avec quelque chance de succès. Quel que soit l'avantage qu'on puisse retirer de l'usage de ces instruments, le soulagement qu'ils procurent est trop léger et trop passager, et ce mode de traitement est trop pénible pour jamais prendre rang dans la pratique.

Cependant chez les personnes avancées en âge, dont le sphincter est faible et le rectum dilaté, surtout chez les hommes qui ont une hypertrophie de la prostate, les tumeurs hémorrhoïdales et les plis muqueux qui les accompagnent glissent si facilement, hors du rectum, quand le malade marche ou se tient debout, qu'il est souvent nécessaire d'user de certains moyens mécaniques, pour les soutenir et empêcher leur chute.

Ces moyens devront être employés surtout dans les cas où le malade n'est pas décidé à subir l'opération, ou chez ceux qui ne pourraient la supporter.

L'instrument le plus ordinairement en usage consiste, en une bande d'acier qui entoure le bassin; sur cette bande en arrière, se trouve un ressort légèrement recourbé qui descend vis-à-vis de l'anus et porte à son extrémité un coussinet d'ivoire conique ou de caoutchouc. Le coussinet poussé par le ressort supporte le rectum dans lequel il pénètre exactement. Quelques-uns de ces instruments présentent l'avantage de ne pas se déplacer, quelle que soit la position du corps, car le ressort postérieur est mobile sur la ceinture circulaire.

Je ne conçois pourtant rien de plus désagréable que de sentir continuellement à l'orifice anal, un corps étranger qui est toujours sur le point de pénétrer dans le rectum. Le remède est peut-être pire que le mal. Un moyen contentif plus agréable peut-être est celui qui consiste en un coussinet rempli d'air ou d'eau relié à une ceinture abdominale en avant et en arrière, à l'aide de bandes de caoutchouc. Une sonde munie d'un col rétréci, au niveau de la partie saisie par le sphincter, remplit quelquefois le but qu'on se propose, en soutenant l'intestin, et il est généralement assez bien supporté (*a*).

(*a*) Les chirurgiens français, et en particulier le professeur Gosselin, ont établi ce précepte qu'il ne faut pas appliquer un traitement unique aux hémorrhoïdes internes et dans ses leçons cliniques M. Gosselin formule ce précepte de la façon suivante (3e vol., p. 683) :

Quand les hémorrhoïdes sont peu volumineuses et qu'en même temps l'anus est très resserré, dilatation forcée.

Quand les hémorrhoïdes sont peu volumineuses, mais l'anus facilement dilatable, quelques cautérisations superficielles avec l'acide azotique monohydraté.

Quand le bourrelet est gros et étranglé, cautérisation adjuvante avec le même acide.

Quand le bourrelet est très gros et plus ou moins difficilement réductible, cautérisation au fer rouge.

Quand les hémorrhoïdes sont polypiformes, ligature seule ou bien ligature associée soit à la cautérisation potentielle, soit à la cautérisation actuelle.

(*Note du traducteur*.)

CHAPITRE VI.

CHUTE DU RECTUM.

En décrivant les diverses modifications qui surviennent dans les hémorrhoïdes, nous avons remarqué que les tumeurs internes descendent et viennent faire saillie hors de l'anus. La chute de ces tumeurs s'accompagne souvent d'une inversion plus ou moins grande de la membrane muqueuse de la partie inférieure du rectum. Il arrive ici, ce qui se produit à un degré plus léger, et seulement temporaire, dans l'acte ordinaire de la défécation. Quand le muscle sphincter se trouve relâché, ainsi que les tuniques intestinales, les plis de la membrane muqueuse font saillie au dehors et ne rentrent que quand on les replace. Cette issue de la membrane muqueuse épaissie, avec ou sans hémorrhoïdes internes, a été décrite à tort par certains écrivains, comme un prolapsus du rectum.

Dans le véritable prolapsus cependant, il y a bien plus qu'une inversion de la membrane muqueuse de l'intestin, celui-ci est retourné et il y a un abaissement et une saillie de la totalité de ses enveloppes. Cette disposition ressemble, à certains égards, à l'invagination, mais elle en diffère en ceci, que l'intestin retourné, au lieu d'être engainé ou invaginé, est libre et fait saillie à l'extérieur.

La longueur de l'intestin qui sort ainsi dans les cas de chute du rectum varie beaucoup ; il peut atteindre de 1 à 6 pouces ou même plus. La forme et l'apparence de la partie saillante dépendent de son volume et de l'état du sphincter externe. Quand elle n'est pas trop longue, elle forme une sorte de bourrelet arrondi qui recouvre l'anus et se trouve reserré à son niveau en forme de col. Au centre se trouve une ouverture circulaire qui communique avec le canal intestinal.

Quand la chute est plus étendue, elle se présente sous la forme d'une tumeur pyriforme, allongée, dont l'extrémité libre est plus ou moins inclinée, soit en avant, soit sur le côté, et l'ouverture de l'intestin affecte la forme d'une fente froncée à la surface d'une tumeur. Cette disposition provient de la traction exercée sur elle par le mésorectum.

Quand le sphincter est relâché, la surface de la tumeur a la couleur vermeille ordinaire de la membrane muqueuse, mais s'il n'en est pas ainsi, elle prend une couleur violacée ou livide, elle est congestionnée, car la circulation en retour est gênée par la contraction du sphincter. La membrane muqueuse exposée à l'air est souvent épaissie et granuleuse et parfois ulcérée, à la suite des frictions contre les cuisses et les vêtements. Une enveloppe mince de lymphe plastique s'observe parfois sur sa surface.

En examinant la coupe du rectum d'un enfant dont l'intestin était le siège d'une chute considérable, j'ai trouvé un épaississement notable des enveloppes de l'intestin. Le tissu aréolaire était infiltré d'un dépôt fibrineux, la tunique musculaire hypertrophiée et la membrane muqueuse dense et très épaissie, surtout au niveau de l'extrémité libre de la chute du rectum. Ces changements expliquent la difficulté qu'on éprouve à faire la réduction et à la maintenir ensuite, difficulté que j'ai si souvent rencontrée dans le traitement de cette maladie chez les enfants ; l'intestin devient trop large pour pouvoir reprendre aisément sa position normale et il excite, comme un corps étranger, les contractions du sphincter.

Je crois que dans tous les cas de prolapsus, dans lesquels l'intestin aura souffert de réductions trop tardives, les enveloppes de l'intestin se trouveront épaissies et hypertrophiées, à la suite de l'irritation à laquelle elles sont soumises en pareil cas.

On se rend bien compte de l'état d'atonie et de relâchement du muscle sphincter, en voyant avec quelle facilité on peut introduire un ou deux doigts à travers l'anus même chez les jeunes enfants.

Le prolapsus du rectum se produit le plus souvent chez les enfants de deux à quatre ans, mais il n'est pas rare de le rencontrer à une période plus avancée de la vie. Il reconnaît pour cause, dans l'enfance, la diarrhée prolongée. Les efforts répétés pour aller à la selle tiraillent les enveloppes et les attaches du rectum, dilatent le rectum, de manière à produire en fin de compte, le renversement de l'intestin. Ces jeunes sujets sont ordinairement d'une santé délicate. Les efforts pénibles pour uriner, occasionnés par la présence d'une pierre dans la vessie produisent aussi cette maladie dans le jeune âge.

Chez les adultes, le prolapsus vient, dit-on, de l'usage de lavements trop copieux; mais la chute du rectum reconnaît ordinairement pour cause un affaiblissement du sphincter et des muscles élévateurs de l'anus, ainsi que d'une atonie générale des tissus environnants. Le rectum, mal soutenu par le périné, bombe de plus en plus à chaque défécation, jusqu'à ce qu'une inversion véritable s'établisse et celle-ci peut s'augmenter jusqu'à produire une chute du rectum d'un volume considérable.

Dans l'âge adulte, le prolapsus est plus commun chez les femmes que chez les hommes. Cela provient de ce que chez elles, le périné est considérablement affaibli par l'état de grossesse. Chez certaines femmes le diamètre de l'orifice anal et le volume des parties qui le traversent atteignent des dimensions tout à fait extraordinaires.

Il y a au musée du Collège des chirurgiens, une préparation d'un rectum renversé et tombé à travers l'anus qui forme une tumeur presque hémisphérique de 3 à 4 pouces (7 à 9 centimètres) de diamètre. La membrane muqueuse du rectum est épaissie et ulcérée, dans une très grande étendue et l'ouverture anale à travers laquelle s'échappe l'intestin est considérable ; il y a en même temps un certain degré de chute de l'utérus avec inversion du vagin.

Il y a quelques années je fus appelé dans Petticoat-Lane pour voir une pauvre juive, mère de plusieurs enfants, qui avait un prolapsus du rectum, formant une tumeur arrondie aussi grosse que la tête d'un enfant de deux ou trois ans. La surface était couverte de larges ulcères et l'orifice anal avait pris des dimensions énormes. Sa situation était très pénible, car elle ne pouvait ni uriner ni aller à la selle, sans laisser échapper le rectum qui sortait, dès que la tumeur n'était plus maintenue, à l'aide des mains.

La chute du rectum peut se rencontrer en même temps que les hémorrhoïdes internes. On la trouve chez les hommes atteints d'hypertrophie de la prostate ou de rétrécissement de l'urèthre, qui sont habitués à faire de grands efforts en urinant. Ces efforts fréquents, joints à l'issue habituelle des replis hémorrhoïdaux, affaiblissent si fort le sphincter et relâchent tellement les enveloppes et les insertions du rectum, qu'ils finissent par produire le déplacement et le renversement de l'intestin. Dans ce cas, on peut remarquer que les hémorrhoïdes entourent en cercle l'intestin au niveau de l'anus.

Les ennuis et les inconvénients d'une chute du rectum varient beaucoup, suivant les différentes circonstances. Ainsi l'intestin peut descendre très peu au moment des défécations et rentrer de lui-même après chacune d'elles ; ou bien, il peut ne descendre que par accident, se laisser facilement remettre en place, et une fois rentré, ne plus sortir de nouveau, jusqu'à ce qu'une attaque de diarrhée ou un effort violent, nécessité par le passage d'une selle difficile, le fasse retomber encore.

Le prolapsus se reproduit quelquefois après chaque selle ou quand le malade se tient debout ou fait quelques pas ; il se présente alors sous l'apparence d'une grosse tumeur rouge, d'un vilain aspect, douloureuse sous l'influence des frottements auxquels elle est exposée, laissant sur le linge des taches sanguinolentes ; cette tumeur a besoin d'être rentrée plusieurs fois par jour. L'intestin peut encore être toujours sorti, et être si bien fixé dans cette nouvelle position qu'il devient impossible de le replacer. On a rapporté des cas dans lesquels une large portion d'intestin en prolapsus s'étrangle, s'enflamme et même se mortifie et se détache sous forme d'eschare, comme cela arrive pour l'intestin invaginé.

Large prolapsus du rectum avec eschare de la membrane muqueuse.

Observation XI. — Une femme, âgée de 61 ans, amaigrie, portant dans toute sa personne l'expression de la souffrance, fut reçue à London-Hospital, au mois de novembre 1861 et admise dans mon service pour une chute volumineuse du rectum. Elle y était sujette depuis plusieurs années et cet accident lui était arrivé, la première fois, après avoir soulevé un lourd fardeau. L'intestin était sorti deux jours avant son entrée à l'hôpital et comme elle n'était pas parvenue à le remettre en place, elle s'était vivement inquiétée. Je trouvai l'intestin sorti, enflé et engorgé ; il formait une grosse tumeur pyriforme de la dimension d'une orange, d'une couleur foncée ; une grande partie de sa surface était couverte par une large eschare noire. Le pourtour de l'anus étreignait fortement la base de la tumeur. La malade éprouvait d'intolérables douleurs dans cette partie. J'appliquai une éponge sur la tumeur et, par une pression ferme et continue, je tentai de la réduire, mais je ne réussis point à obtenir le moindre résultat. Elle garda le lit et après quinze jours, de larges eschares se détachèrent de la surface de la membrane muqueuse et, quand l'engorgement eut diminué, je pus, sans aucune difficulté, faire rentrer l'intestin. Au bout d'une semaine, l'examen à l'aide du doigt me fit découvrir une légère contraction de l'anus, occasionnée par les douleurs dont les colonnes rectales étaient le siège; mais elle disparut bientôt à l'aide d'une dilatation au moyen des bougies et la malade sortit complètement guérie, sept semaines après son entrée.

Les plus mauvaises formes de chute du rectum que je rencontrai chez les enfants, étaient toujours chez des enfants pauvres et mal soignés. Les jeunes gens sont généralement plus exposés à cette maladie à l'époque de la puberté, et le prolapsus, si commun dans l'enfance, est très rare chez les jeunes gens arrivés à l'état adulte. J'ai connu, cependant, des personnes qui, après avoir eu cette maladie dans l'enfance, en ont eu un retour dans un âge avancé, à la suite de diarrhées.

Chez les adultes, le prolapsus est ordinairement accompagné d'une sécrétion glaireuse teintée de sang, et parfois même suivi d'une hémorrhagie inquiétante. L'hémorrhagie ne provient pas d'un point déterminé, mais elle se fait par une sorte d'exsudation de la surface muqueuse congestionnée, quand l'intestin est sorti de l'anus, au moment des selles. Comme la cause productrice de l'hémorrhagie se renouvelle constamment, il est quelquefois fort difficile de l'arrêter; les applications locales n'ont que peu d'effet tant que l'intestin a de la tendance à sortir.

Dans un cas rebelle, chez un homme de 40 ans, très anémié par cette petite perte de sang constamment renouvelée, j'appliquai, sans aucun succès, du nitrate d'argent et du sulfate de cuivre, sur la surface de la muqueuse rectale. Je me servis d'injections astringentes diverses, avant que l'intestin ne se vidât, et tout cela, sans réussir à arrêter l'hémorrhagie. Je ne parvins à m'en rendre maître que par un traitement qui mit fin au prolapsus de l'intestin. J'ai éprouvé dans d'autres cas des difficultés semblables pour arrêter les hémorrhagies tant que le prolapsus persistait (*a*).

Chez les enfants, l'irritabilité de l'intestin, la diarrhée, les sécrétions anormales peuvent être combattues par des remèdes convenables. Il faudra porter toute son attention sur le régime, et si le tempérament est délicat, on obtiendra de bons effets de l'usage du quinquina et des préparations de fer. L'huile de foie de morue rend souvent aussi de grands services, en même temps qu'elle facilite les selles, elle rétablit l'état général. Dans les cas légers, il suffit d'apprendre à la mère à rentrer le rectum quand il sort après une selle; elle placera la tête de l'enfant entre ses genoux et elle remettra les parties en place, à l'aide d'un linge fin ou d'une éponge mouillée d'eau froide, en exerçant une pression douce et constante, pour refouler l'intestin dans le rectum. On peut remédier au relâchement de la muqueuse, en administrant régulièrement, chaque soir, un lavement astringent qu'on tâchera de faire garder pendant toute la nuit.

Je prescris ordinairement la décoction d'écorces de chêne, additionnée d'alun, dans la proportion d'un scrupule pour huit onces (1 gr. pour 30) de la décoction, on ne donne, chaque fois, que le tiers de ce mélange. L'infusion de ratanhia peut servir avec avantage. Vingt ou trente gouttes de perchlorure de fer dans quatre onces, 120 gr. d'eau constituent, dans ces cas-là, un excellent astringent. On emploiera encore les lavements froids. Si l'intestin sort chaque fois que le malade remue, il faut avoir re-

(*a*) Les cas d'hémorrhagies inquiétants dont parle ici M. Curling sont très rares à moins qu'il ne se trouve en même temps des hémorrhoïdes.

(*Note du traducteur.*)

cours à un moyen mécanique de contention. L'usage constant d'un soutien mécanique bien fait, pendant un certain temps, est fort utile, parce que l'intestin se trouve maintenu dans sa position normale. Quand l'intestin est fixé dans ce prolapsus anormal par le gonflement et l'épaississement des tuniques rectales, il est très difficile d'établir une bonne méthode de traitement. Il faut d'abord employer une compression continue assez forte pour faire rentrer l'intestin. Si les efforts de l'enfant devaient opposer une grande résistance à l'action du chirurgien, l'emploi du chloroforme faciliterait la réduction en relâchant le sphincter. L'anesthésie rend inutile la section des muscles qui a été préconisée chez les enfants et chez les adultes, dans les cas où il était très difficile de faire rentrer l'intestin. Lorque la surface du rectum sorti est ulcérée, on obtient de grands avantages d'un badigeonnage à l'aide d'une solution de nitrate d'argent. La plus grande difficulté cependant est de maintenir les parties en place après la réduction. Pour cela, on introduit dans l'anus un morceau d'éponge assez gros ou un tampon d'ouate de laine imbibé d'une solution un peu concentrée d'extrait de ratanhia; on le maintient, en rapprochant les fesses et on le fixe, à l'aide d'une large bande d'emplâtre adhésif appliqué d'un côté à l'autre et maintenu par un bandage en T.

Après chaque selle, on remettra le tampon en place. On laissera l'enfant au repos au lit, on le fera aller à la selle étant couché, jusqu'à ce que la tendance au prolapsus du rectum ait été corrigée, à l'aide de ce traitement combiné avec les lavements astringents. On appliquera alors le bandage ordinaire et on permettra à l'enfant de se lever.

Si l'enfant avait une pierre dans la vessie, le prolapsus

disparaîtrait généralement de lui-même, après l'opération de la lithotomie, avec la cause qui a produit la maladie.

Lorsque chez les adultes, le prolapsus est accompagné d'hémorrhoïdes externes ou internes, il arrive souvent, qu'après l'ablation des hémorrhoïdes par l'excision, la ligature ou tout autre procédé, la rétraction, qui en est la suite, combatte le relâchement des parties et fournisse un point d'appui suffisant pour empêcher le retour de la chute du rectum. L'efficacité de ce traitement a été d'abord mise en lumière par M. Hey qui publia, dans ses *observations pratiques de chirurgie*, une intéressante série de quatre cas, dans lesquels une chute du rectum avec hémorrhagie fut guérie par l'excision de tumeurs hémorrhoïdales. Chez la femme de l'hôpital de Londres, dont nous avons rapporté l'observation page 77, le processus de la guérison, après l'escharification de la membrane muqueuse et du tissu sous-muqueux de l'intestin en prolapsus, amena un tel resserrement des parties que, non seulement le prolapsus fut tout à fait guéri, mais qu'il y eut un léger rétrécissement de l'anus (*a*).

(*a*) Schwartz (*Bulletin de thérapeutique*, 1836) a préconisé l'emploi des préparations de noix vomique. M. Duchaussoy s'est servi de la méthode endermique pour obtenir l'absorption du médicament. Il appliquait de chaque côté de l'anus un petit vésicatoire à l'ammoniaque et mettait sur la surface dénudée un centigramme de sulfate de strychnine. Dolbeau s'est servi dans le même but de la méthode hypodermique. Il injectait dans le tissu cellulaire de la région quelques milligrammes de sulfate de strychnine.

Duchenne, de Boulogne, a obtenu une amélioration notable par l'emploi de la faradisation et le professeur Gosselin a obtenu un bon résultat au moyen de l'électropuncture. Il a employé les courants intermittents que l'on faisait passer à travers le sphincter au moyen de deux aiguilles qui traversaient le muscle. On fit les séances tous les deux jours et ensuite tous les jours.

On pourrait encore employer les courants continus qui par leur action prolongée auraient chance de rendre au muscle une tonicité suffisante pour empêcher le prolapsus.

(*Note du traducteur.*)

On peut obtenir aussi la coarctation nécessaire à la guérison de la chute du rectum, en appliquant des escharotiques, tels que les acides minéraux ou la potasse caustique sur la membrane muqueuse, au niveau de sa jonction avec la peau, de façon à produire des eschares superficielles plus ou moins étendues, suivant le degré du relâchement auquel il faut remédier. Dans les cas légers de prolapsus, ce traitement réussit très bien et n'est pas trop pénible.

Guersant avait recours au cautère pour obtenir la formation des eschares et préconisait ce traitement contre la chute du rectum chez les enfants. Il paraît cependant que le cautère causait quelquefois des ulcérations douloureuses qui ne guérissaient qu'avec difficulté.

On a conseillé d'appliquer les caustiques à la surface de l'intestin en prolapsus, au lieu de les faire agir seulement sur la membrane muqueuse au voisinage de l'anus. Mais il ne faut faire cette opération qu'avec le plus grand soin, car si les enveloppes de l'intestin étaient détruites à une certaine profondeur, il pourrait en résulter un rétrécissement des plus sérieux.

On m'amena un jour, un jeune homme qui avait été traité par l'acide nitrique, pour un prolapsus du rectum, parce qu'il était atteint d'un rétrécissement circulaire situé à trois travers de doigt de l'orifice anal; je ne pus qu'avec peine introduire l'extrémité de mon doigt, et cependant le prolapsus subsistait encore. Je guéris le rétrécissement par l'usage des bougies, prolongé pendant dix-huit mois et, le rétrécissement passé, le prolapsus disparut.

On peut remédier aux cas les plus graves de chute du rectum par une opération qui consiste à exciser la peau et la membrane muqueuse, au niveau de la marge de l'anus. On place le malade sur le dos, dans la position que l'on fait prendre ordinairement pour l'opération de la lithotomie, puis le chirurgien saisit avec un ténaculum ou une pince à hémorrhoïdes, un repli des téguments, proportionné à la laxité de la partie, il le soulève un peu et l'excise avec une paire de ciseaux courbes. Il faut généralement enlever deux lambeaux de chaque côté du rectum et faire deux plaies ovales dans le sens longitudinal. Il est nécessaire de rapprocher les lèvres de la plaie à l'aide de quelques points de sutures, non seulement pour obtenir une plus prompte guérison, mais pour empêcher l'hémorrhagie au moyen de la compression. Lorsqu'on a fait usage des anesthésiques, on éprouve des difficultés à appliquer la suture, car le sphincter, excité par l'opération, se contracte violemment, remonte et soustrait à la vue les parties malades. Le chirurgien doit lier avec soin, chacun des vaisseaux qui aura pu être divisé, car cette opération donne souvent lieu à des hémorrhagies, et comme le sang peut s'accumuler dans le rectum, elle peut survenir, sans qu'on s'en aperçoive. Heureusement, les cas dans lesquels cette opération est nécessaire ne sont pas très communs.

Il arrive quelquefois, que chez les personnes qui ont souffert de prolapsus rectal dans leur enfance, les parties ne reprennent pas leur tonicité à l'époque de la puberté et que la maladie persiste; c'est une indication d'employer l'excision.

J'ai pratiqué l'opération, avec succès, à deux membres de la même famille, le frère et la sœur. Il y a plusieurs années avant le secours des anesthésiques, j'ai assisté mon collègue M. Luke, pour faire cette opération à un jeune garçon, à l'hôpital de Londres. Il était âgé de 19 ans et souffrait d'une chute du rectum, depuis l'âge de trois ans. Chaque fois qu'il allait à la selle, l'intestin descendait de plusieurs pouces et c'était pour lui un grand ennui. Nous excisâmes deux lambeaux ovales de la membrane muqueuse, sur le bord de l'anus, dans la direction que nous avons indiquée plus haut, mais nous ne fermâmes pas les plaies avec des sutures. Le sphincter se contracta fortement immédiatement après et nous cacha complètement les surfaces de section. Au moment de l'opération, il n'y avait aucune raison pour redouter l'hémorrhagie, mais en visitant ce jeune garçon dans la soirée, je le trouvai dans un état de prostration considérable, avec la peau froide, visqueuse et frissonnante. J'appris qu'à deux ou trois reprises différentes, il avait rendu par le rectum, une quantité considérable de sang qui s'y était accumulée. Je lui donnai un peu d'eau-de-vie et j'introduisis dans le rectum une grosse mèche de charpie huilée; ce qui fut assez difficile, à cause du spasme du sphincter. L'hémorrhagie ne se renouvela pas et les deux plaies se guérirent, un mois après. L'opération fut suivie d'un plein succès, la chute du rectum fut entièrement réduite. Si nous avions fermé les plaies au moyen de sutures, l'hémorrhagie n'aurait vraisemblablement pas eu lieu (*a*).

L'excision convient aussi pour obtenir, chez les femmes, la guérison des prolapsus qui tiennent au relâchement

(*a*) Dans les cas d'invagination considérable, il faut bien s'assurer, avant l'opération, que le péritoine n'a pas été entraîné et qu'aucune anse intestinale n'est venue se loger dans le cul-de-sac péritonéal. Si cela était, on devrait repousser les intestins dans l'abdomen et on pourrait ensuite appliquer une pince à demeure, comme on le ferait pour détruire l'éperon d'un anus contre nature.

Il est bien entendu que toutes ces opérations ne doivent être pratiquées, que dans les cas où l'invagination est irréductible ou quand elle se reproduit très facilement après avoir été réduite.

Il est bien important de ne pas confondre ces invaginations avec la simple chute du rectum qui ne comprend que la muqueuse.

(*Note du traducteur.*)

des parties, consécutif à l'état de grossesse. Le prolapsus est quelquefois assez prononcé, pour laisser échapper involontairement les matières, quand elles sont liquides. Comme il y a, dans ces cas, une dilatation et une élongation considérable du sphincter, on a proposé de raccourcir le muscle, en excisant une partie de ce muscle de chaque côté. L'opération n'est pas difficile. On saisit l'anneau anal à l'aide d'un crochet ou d'un ténaculum et on excise, avec un petit scalpel, la partie ainsi saisie. Il faut ensuite fermer les plaies avec des sutures.

Dans bien des cas, l'âge avancé ou le mauvais état de la santé générale, rend cette opération impraticable. Un bon moyen de contention du rectum servira à pallier le mal et si le malade éprouvait quelque difficulté à rentrer l'intestin, il devrait se coucher pour pratiquer cette manœuvre. Le patient éprouve encore un grand soulagement quand il prend l'habitude d'aller à la selle, au moment de se coucher, afin de se mettre dans la position la plus favorable pour obtenir la réduction et la maintenir, jusqu'au matin, en conservant la position horizontale.

CHAPITRE VII

POLYPE DU RECTUM.

En examinant les divers changements que subissent les parties environnantes, à la suite des hémorrhoïdes, j'ai décrit les replis hypertrophiés qni se développent, en pareil cas, sous la forme d'une excroissance allongée qui peut sortir hors de l'anus. Il est rare que ces tumeurs soient pédiculées; elles naissent de la partie inférieure du rectum, au niveau du sphincter externe et présentent, ordinairement, une base assez large (*a*).

D'autres tumeurs naissent plus haut, au-dessus du canal du sphincter, et sur la muqueuse même à laquelle elles s'attachent alors par un pédicule étroit et allongé. Ce sont ces dernières que l'on a plus spécialement appelées polypes du rectum.

Ces polypes du rectum présentent deux formes : les polypes mous ou muqueux, les polypes durs ou fibreux.

Les polypes mous se rencontrent surtout, dans l'enfance. Ils sont formés par une agglomération considérable de follicules allongés, renfermant à l'intérieur, d'après Lebert, un épithélium cylindrique fort distinct de celui de l'intestin qui, en cet endroit, est pavimenteux. On rencontre, à la surface, un réseau de petits vaisseaux et de belles papilles. Le pédicule varie de longueur. Le polype est ordinairement unique, mais il n'est pas rare d'en rencontrer plusieurs. Lebert en a trouvé, une fois, plus de vingt, chez une jeune fille de dix-sept ans, qui était à Beaujon, dans le service de M. Robert.

Chez les enfants, le polype muqueux se montre ordinairement, après une selle, sous l'apparence d'une petite

(*a*) Les petites tumeurs dont parle ici M. Curling ne sont pas considérées en France comme des polypes, précisément parce qu'elles n'ont pas le pédicule caractéristique des maladies auxquelles on donne le nom de polypes, et aussi parce qu'elles se développent aux dépens de la peau, et que nous décrivons les polypes comme des néoplasies pédiculées développées aux dépens des membranes muqueuses. Les productions cutanées auxquelles M. Curling fait allusion, sont pour nous des hypertrophies papillaires résultant tantôt de la transformation des hémorrhoïdes externes, après disparition de leur élément veineux, tantôt d'une irritation prolongée au voisinage d'une fistule ou de toute autre excoriation ; les plus volumineuses sont celles qui apparaissent au-dessous des chancres de l'anus et que nous désignons sous le nom de *condylomes*.

(*Note du traducteur.*)

fraise, d'une texture molle, granuleuse à sa surface et d'une couleur rouge. Le pédicule étroit présente, à peu près, la forme d'une tige de plume de corbeau de deux ou trois pouces de long, qui relie le polype à l'intérieur du rectum, ordinairement à la partie postérieure.

Il n'est presque pas douloureux, mais il produit un léger écoulement de sang qui, apparaissant après chaque selle, provoque de l'inquiétude. Il arrive quelquefois que l'hémorrhagie est assez abondante pour affaiblir les enfants (1).

La description qu'en font ordinairement les mères et les nourrices peut induire le médecin en erreur et lui faire croire à l'existence d'une affection beaucoup plus commune, la chute du rectum. On déterminera généralement la nature exacte du mal en introduisant le doigt dans le rectum. Mais il arrive quelquefois, que la mobilité du polype est telle, qu'il remonte dans le rectum et qu'il devient inaccessible. Quand le pédicule est assez long, l'excroissance sort, au moment des selles et on peut en diagnostiquer la nature sans difficulté. Le polype muqueux se montre rarement chez l'adulte.

Le traitement du polype chez les enfants est très simple et toujours suivi de succès. On lie la tumeur au moyen d'une ligature dont on entoure le pédicule et on rentre le tout dans l'intestin. Le malade n'éprouve aucune souffrance, ni pendant, ni après l'opération et le polype se sépare, deux ou trois jours après, et sort avec les fécès. Si le pédicule est long, on peut couper la tumeur au-dessus de la ligature.

(1) Le Dr Woodman qui paraît avoir vu un grand nombre de ces cas à l'hôpital des enfants de North-Earstern, indique que les jeunes malades sont affectés d'une sensation pénible de pesanteur, qu'ils crient en allant à la selle et qu'ils sont tourmentés par une diarrhée rebelle (Medical Press and Circular, nov. 24, 1875).

Observation XII. — Un enfant, âgé de 4 ans, était affecté d'un polype muqueux du rectum de la grosseur d'une noix. Il avait un long pédicule qui le laissait pendre au dehors, après chaque selle. Je plaçai une ligature serrée autour de la racine du pédicule et j'excisai la tumeur. L'enfant put aller et venir et l'anus ne fut pas plus affecté que s'il ne s'était rien passé d'extraordinaire.

Il ne faut pas exciser un polype, sans avoir préalablement lié le pédicule, car une hémorrhagie dangereuse pourrait survenir par la surface de section. Cela arriva à Sir Astley Cooper, après une opération et l'accident fut assez fort pour causer de sérieuses inquiétudes (1). Il ne faut pas non plus que la ligature soit assez serrée pour diviser le pédicule, car l'hémorrhagie pourrait survenir par cette cause-là même. M. Mayo rapporte, qu'en liant un polype du rectum, chez une petite fille de 11 ans, il serra le fil assez fort, pour couper le pédicule qui n'était pas résistant. Il n'y eut pas d'hémorrhagie immédiate, mais, la nuit suivante, l'enfant perdit une grande quantité de sang et fut amenée à l'hôpital pâle, faible et tout à fait défaite à la suite de cette hémorrhagie.

Observation XIII. — On m'amena un petit garçon de 5 ans, qui avait un polype muqueux du rectum. La tumeur était située si haut dans l'intestin, que je vis, qu'il me serait impossible de passer le fil autour de la tumeur. L'enfant était chloroformé, mais, sur un si jeune sujet, je ne pouvais introduire qu'un doigt dans le rectum et je ne parvins pas à amener le polype au dehors. Il n'arriva que brisé et détruit par les efforts que j'avais faits pour le lier. Il n'y eut cependant pas d'hémorrhagie, ni primitive, ni consécutive et la tumeur ne se reproduisit pas.

Le cas suivant servira à éclaircir les principaux points de pratique qui se présentent dans des cas semblables :

(1) Essai de pathologie d'Human, p. 354.

Observation XIV. — Une petite fille, d'apparence délicate, me fut amenée pour une tumeur qui sortait de l'anus après les selles. La bonne m'indiqua que cette grosseur ressemblait à une cerise, qu'elle se présentait après chaque évacuation, et que souvent, il fallait la repousser dans l'intestin. L'enfant n'en souffrait pas, mais il y avait un léger suintement sanguin. Je ne pouvais engager la petite malade à faire des efforts pour pousser et faire ainsi sortir la tumeur; en introduisant mon doigt dans le rectum, je ne sentis aucune espèce de tumeur. Les parents demeuraient à trois lieues de la ville, il était donc difficile de trouver le moyen d'examiner la partie, après une évacuation alvine.

Craignant d'avoir affaire à un prolapsus, je prescrivis une médication ferrugineuse et je conseillai de faire rentrer la tumeur, en la pressant avec un morceau de lint très doux, trempé dans une solution de sulfate de zinc. J'ordonnai ensuite de donner, chaque jour, un lavement de perchlorure de fer. Après être venue deux ou trois fois, l'enfant s'en alla au bord de la mer pour se fortifier et on me la conduisit au retour. Comme la tumeur sortait toujours et que le suintement n'avait pas diminué, je fis un second examen à l'aide du doigt, mais je ne trouvai encore aucune tumeur. J'ordonnai de faire prendre à l'enfant un peu d'huile de ricin de bonne heure le matin, et de me la conduire ensuite. Après que l'enfant fut restée chez moi une heure ou deux, l'intestin se vida et je pus alors apercevoir une tumeur vasculaire, d'un rouge noir, grosse comme une petite cerise, qui sortait de l'anus et présentait un pédicule long et étroit. Je passai sans difficulté, une ligature autour de la tumeur que je rentrai dans le rectum. Il n'y eut aucune douleur et trois jours après, la tumeur sortit avec les fécès et l'enfant fut guérie.

Le polype dur ou fibreux se rencontre chez l'adulte. Il est probablement dû, à une hypertrophie du tissu aréolaire sous-muqueux du rectum. La surface est tantôt unie, tantôt irrégulière. J'examinai une tumeur que j'avais enlevée chez un homme par l'opération. Elle était d'une forme ovale et offrait le volume d'un marron. Son pédicule était dur et à peu près du diamètre d'une plume d'oie. Sa surface, irrégulière et granulée, représentait une excroissance en forme de chou-fleur. Ce polype était principalement constitué par du tissu fibreux.

Le polype fibreux a la forme d'une poire avec un pédicule d'une longueur et d'un diamètre variables. Sa consistance varie, il saigne rarement, mais il produit un léger suintement muqueux. Lorsque le pédicule est long, la tumeur sort de l'anus après les selles et il faut la remettre en place. Quand elle est rentrée dans l'intestin, elle cause une sensation de gêne, comme si un corps étranger ou des fécès volumineuses produisaient le besoin d'aller à la garde-robe.

Lorsque le polype se congestionne et qu'il sort de l'anus en cet état, son pédicule peut être étranglé par le sphincter et produire de grandes douleurs. J'ai soigné, avec M. Langmore, une femme extrêmement nerveuse qui avait une tumeur de cette espèce, fixée à un pouce et demi (4 centimètres) au-dessus du sphincter. Cette tumeur était sujette à se congestionner et elle augmentait de volume ; si la malade la faisait alors rentrer, il en résultait une douleur excessive, pendant deux ou trois heures après. La malade guérit par une opération.

Observation XV. — Il y a quelques années, on vint me chercher pour voir, à la campagne, un de nos confrères les plus estimés qui souffrait beaucoup. Il était affecté d'un polype fibreux, depuis plusieurs années. La tumeur s'était ulcérée à la surface, à la suite des frottements auxquels elle était soumise quand elle sortait de l'anus. Il en résultait un spasme douloureux du sphincter qui étranglait le pédicule et amenait la congestion de la tumeur. Les douleurs étaient horribles. Je trouvai un polype volumineux, compacte, de la forme d'une poire, maintenu par un pédicule solide et épais fixé à une petite distance de l'anus. La surface muqueuse, rouge foncé, était le siège d'un large ulcère. Je traversai le pédicule avec une aiguille armée d'un fil double que je serrai fortement de chaque côté. La tumeur se détacha bientôt, le malade fut promptement et complètement soulagé de ses douleurs et il guérit radicalement de cette maladie si pénible.

Quand le pédicule d'un polype fibreux est peu volumineux, on peut l'entourer d'une ligature serrée et l'abandonner à lui-même, jusqu'à ce qu'il tombe, à moins que le pédicule ne soit assez long, pour qu'on puisse exciser la tumeur au-dessus de la ligature. Quand le pédicule est très gros et très résistant, on emploie de préférence l'écraseur métallique.

Observation XVI. — Un médecin m'amena une dame âgée qui avait dans le rectum une excroissance polypoïde considérable. Ce ne fut qu'avec beaucoup de peine que cette tumeur put être tirée, en dehors de l'anus. Comme je n'avais pas d'écraseur sous la main, j'appliquai autour du pédicule, qui était très large et très résistant, une forte ligature aussi serrée que possible. Il n'y eût aucune douleur et, quinze jours après, je m'aperçus que le fil s'était pourri, que la tumeur avait diminué d'un tiers environ et qu'il y avait des eschares à sa surface. J'appliquai alors le serre-nœud métallique et j'enlevai la tumeur avec un plein succès. La malade allait bien quand, quatre jours après cette seconde opération, elle fut prise de frissons intenses, puis de symptômes d'infection purulente et mourut dix jours plus tard. C'est le seul cas de pyohémie, après une opération sur le rectum, que j'aie rencontré dans ma pratique, après une longue carrière.

Quand le polype fibreux est fixé très haut dans le rectum ou quand son pédicule est trop court, il est très difficile, et parfois même impossible, d'attirer la tumeur en bas, de manière à pouvoir poser une ligature ou placer la chaîne de l'écraseur, autour de son pédicule. Dans ce cas, on applique sur le pédicule dans le rectum une pince en forme de clamp qui, à l'aide d'une vis, placée entre les branches de l'instrument, comprime les parties et étrangle la tumeur. En attendant la chute de la pince, on calme par les opiacés l'irritation produite sur le rectum.

Une hémorrhoïde allongée, dont l'extrémité s'est convertie en tissu fibreux, forme quelquefois, à la partie inférieure du rectum, un polype très résistant.

Il est probable que le polype fibreux qui s'attache à la partie inférieure du rectum a quelquefois pour origine, une hémorrhoïde qui s'est allongée et dont la partie libre a subi une transformation fibreuse. Cette tumeur fibreuse irrite, par sa présence, la membrane muqueuse et produit une ulcération de l'anneau du sphincter. La solution de continuité prend alors le caractère de l'ulcère irritable et la douleur est extrême, car le polype la touche et l'irrite constamment. Il faut alors enlever le polype et faire une légère incision, sur le trajet de l'ulcère, pour faciliter la guérison.

CHAPITRE VIII

TUMEUR VILLEUSE DU RECTUM (a).

Une tumeur semblable aux tumeurs villeuses qui se développent dans la vessie ou à la surface des autres muqueuses, se produit quelquefois dans le rectum. Elle naît généralement de la muqueuse rectale, par une large base, sa consistance est molle et elle est formée par un grand nombre de papilles ou villosités saillantes. Un examen minutieux montre que la structure varie, suivant la proportion des éléments vasculaires ou fibreux qui entrent dans sa composition.

Le Dr Clarck a décrit un spécimen caractéristique, déposé au musée de l'hôpital de Londres ; il formait une tumeur saillante aux dépens du tissu aréolaire dense, était traversé par des vaisseaux sanguins et disposé en papilles aplaties et contournées, de manière à représenter

(a) M. Gosselin a préféré pour cette variété de tumeur, dans sa clinique chirurgicale (t. III, p. 330) la dénomination de polype granuleux ou granulo-papillaire. Ces tumeurs sont bénignes et présentent un pédicule, c'est-à-dire qu'elles s'implantent sur une surface notablement plus étroite que leur portion libre et saillante et elles ont beaucoup de ressemblance avec les condylomes syphilitiques.

(*Note du traducteur.*)

des cylindres creux, revêtus d'une couche d'épithélium dont les cellules libres étaient cylindriques. Sa structure élémentaire ressemblait tout à fait à celle du polype muqueux. La tumeur villeuse est bénigne et n'a pas de tendance à récidiver, quand elle a été une fois enlevée. Son symptôme principal, aussi bien dans le rectum que dans la vessie, est une tendance à saigner très facilement. Cette maladie ne survient guère que chez les adultes, où elle est encore une affection rare. Quand elle sort de l'anus, elle se montre sous la forme de tumeur saillante, d'un rouge foncé et d'un aspect caractéristique.

Monsieur Lyme a décrit deux cas de polype muqueux du rectum qui saignaient facilement et qui n'étaient, je pense, que des tumeurs villeuses. Il raconte qu'il a enlevé, chez un malade de l'hôpital, une tumeur de la grosseur d'une orange qui avait épuisé le malade, à la suite de nombreuses hémorrhagies. Dans l'autre cas, il ne découvrit la maladie qu'à cause des hémorrhagies abondantes, et il lia la tumeur dans l'intérieur du rectum. La tumeur villeuse n'a généralement pas de pédicule, elle a été surtout décrite par M. Quain, sous la dénomination de « tumeur pédiculée saignante du rectum » ; mais, comme elles ont une grande analogie avec les tumeurs de la vessie dites tumeurs villeuses, je préfère cette dernière dénomination. M. Quain l'a rencontrée deux fois chez les femmes, l'une adulte, l'autre âgée de 68 ans.

La plus volumineuse tumeur de cette espèce, que j'aie jamais trouvée, appartenait à un homme adulte, malade à l'hôpital Saint-Marc, où elle me fut montrée par M. Gowlland. Cette tumeur était fixée à la partie inférieure du rectum par une large base et sortait au moment des selles. Elle existait depuis plusieurs années. Elle put être excisée avec succès; c'est celle dont nous avons parlé comme ayant été examinée par le Dr A. Clarck.

L'hémorrhagie dont la tumeur villeuse est généralement le siège, le suintement auquel elle donne lieu, rendent son ablation indispensable. Si la tumeur peut être liée, on applique une ligature à sa base, ce qui est le mieux, car il serait fort difficile d'arrêter l'hémorrhagie après une excision simple. Si on ne peut passer de ligature autour de la tumeur, on applique à sa base une pince formant clamp.

CHAPITRE IX

FISTULE DE L'ANUS.

Le tissu aréolaire lâche qui entoure la partie inférieure du rectum est quelquefois le siège d'abcès qui viennent s'ouvrir à l'extérieur, près de l'anus. Mais l'abcès, au lieu de se guérir comme ceux des autres régions, a des parois qui se durcissent; il devient fistuleux et le malade est tourmenté par le suintement continu qui s'échappe par l'ouverture.

Telle est la maladie appelée fistule à l'anus et, quoique ce soit une affection commune et présentant en apparence une grande simplicité, il n'y a pas moins, bien des points de son histoire qui sont encore fort controversés.

L'abcès qui produit la fistule présente quelquefois tous les caractères et symptômes du phlegmon aigu. La suppuration s'établit rapidement et le pus se fait bientôt jour à la surface. Plus souvent, cependant, il apparaît au voisinage de l'anus, un épaississement avec des symptômes d'inflammation à peine marqués et une douleur locale très légère. Bientôt l'épaississement se résout en une tumeur fluctuante qui laisse échapper un pus fétide, après son ouverture.

En introduisant un stylet, dans une fistule produite par l'un ou l'autre mécanisme, on peut le faire pénétrer dans l'intestin, à travers une petite ouverture située entre les plis du rectum. C'est alors une fistule complète.

Quand il n'y a pas d'ouverture interne on l'appelle fistule borgne externe.

L'orifice externe n'est généralement qu'à une petite distance de l'anus, sa position est ordinairement indiquée par une saillie en forme de bouton ; c'est au centre de cette élevure rouge que l'on trouve l'orifice.

L'ouverture n'est cependant pas toujours aussi nette, et quand elle est très petite, elle se présente sous la forme d'une simple fente cachée dans les plis de l'anus qu'on ne peut découvrir qu'à l'aide d'une exploration minutieuse.

La direction de la fistule varie beaucoup. J'ai une préparation dans laquelle l'ouverture est si près de la marge de l'anus que la fistule passe à travers les fibres du sphincter externe et ce trajet n'est vraiment pas très rare. L'abcès, avant de s'ouvrir spontanément ou d'être ouvert par l'instrument, peut fuser à quelque distance et l'orifice externe se trouve à deux ou trois pouces, au delà de l'anus, dans la direction de la fesse ou du périnée.

La marche de la fistule à l'anus varie beaucoup. Elle commence généralement dans le tissu cellulaire du pourtour de l'anus, comme les abcès phlegmoneux ordinaires, qui reconnaissent pour cause une congestion et une inflammation ; la contraction fréquente du muscle sphincter, les mouvements au moment de la défécation empêchent l'oblitération du sac par le procédé ordinaire. Heureusement cela n'arrive pas toujours.

Il y a quelques années, je fus appelé auprès d'un de mes confrères et ami, homme vigoureux, parvenu à l'âge adulte et qui était tourmenté par un abcès qui s'était récemment ouvert, au voisinage de l'anus. J'introduisis un stylet et à l'aide de mon doigt passé dans le rectum, je constatai que l'instrument s'approchait tout près de la muqueuse intestinal. Je pensai qu'il y aurait lieu de pratiquer l'opération de la fistule, cependant je l'engageai à rester au repos et à attendre une semaine. A ma visite suivante, je trouvai l'abcès fermé et les parties tout à fait saines.

J'ai souvent rencontré des cas semblables, dans lesquels, à l'aide d'une petite ponction, du repos, des laxatifs doux pour empêcher les fécès de devenir dures, un abcès qui menaçait de devenir fistuleux, se guérissait complètement.

Quand un abcès se forme, le pus fuse à la surface externe de la membrane muqueuse du rectum qui n'oppose qu'une faible résistance entre la collection et l'intestin. La muqueuse s'ulcère bientôt, c'est ainsi que se produit l'orifice interne de la fistule.

Mais il n'en est pas toujours ainsi. J'ai rencontré, dans quelques cas, une fistule ouverte près de l'anus, sans pouvoir trouver aucune communication avec l'intestin, malgré le plus minutieux examen.

Qu'une fistule semblable se rencontre quelquefois, je n'en ai aucun doute, malgré l'opinion si autorisée de feu Sir B. Brodie qui avance, dans une conférence sur ce sujet, que, pour lui, l'orifice interne existe toujours (The Lancet, 1843, 4 vol. p. 592). J'ai observé une fistule de cette sorte sur le cadavre et nos musées d'hôpital présentent des préparations de ce genre. (Préparations nos 35 et 46, série XVI, dans la collection de l'hôpital Saint-Bartholomew.)

L'abcès peut s'ouvrir dans l'intestin, avant de percer au dehors, mais généralement l'ouverture interne est consécutive à l'externe et d'un plus petit diamètre.

Quand une fistule survient, après une inflammation vive, dans la région indiquée ci-dessus, le malade éprouve à l'anus une sensation de pesanteur, un gonflement des téguments, une extrême sensibilité à la pression, une vive douleur au moment de la défécation, parfois de la rétention d'urine et une réaction générale avec des frissons.

Ces symptômes diminuent après l'écoulement du pus. La congestion à laquelle les veines hémorrhoïdales sont si sujettes est, je n'en ai aucun doute, la principale cause des abcès du voisinage de l'anus. L'inflammation et les conséquences qui en dérivent, se produisent aisément dans des parties qui y sont si favorablement prédisposées.

Une tumeur hémorrhoïdale formée à l'intérieur des petites poches, situées au niveau du sphincter externe et ayant pour origine l'irritation, à laquelle ces parties sont sujettes, peut, au lieu de s'étendre en surface, perforer l'intestin et permettre à une petite quantité de matière fécale, de s'échapper dans le tissu cellulaire qui l'environne.

J'ai soigné avec feu le Dr Ashwell une femme nouvellement mariée, qui avait une affection du rectum. A l'examen au spéculum, nous avons découvert une ulcération de la membrane muqueuse, à la partie postérieure et inférieure du rectum. Quinze jours après, un abcès s'ouvrait près de l'anus et formait une fistule complète dont l'orifice interne était au niveau de l'ulcération.

Sir B. Brodie rapporte un cas semblable.

Il y a quelques années, j'ai opéré une malade de M. Arthur, de Shadwell, femme mariée qui souffrait de sa fistule, plus qu'on n'en souffre d'ordinaire. La plaie guérit en quinze jours. J'examinai les parties avec beaucoup de soin, à cause de l'extrême sensibilité qui se montrait, surtout après la défécation et je découvris une ulcération à la partie postérieure du rectum, à une très petite distance de l'orifice externe de la fistule. M. Arthur tenta la guérison au moyen de divers topiques, mais sans succès ; et à la fin du mois, je fis une incision sur l'ulcère et le sphincter et j'en obtins la guérison. Dans ce cas, il arrive que deux ulcères distincts se forment dans le rectum ; l'un perfore l'intestin, l'autre reste à l'état d'ulcération superficielle, douloureuse. Il arrive encore que l'ulcération consécutive, soit à une hémorrhoïde interne, soit plus rarement à la présence d'un corps étranger, tel qu'une arête de poisson, fixée dans la membrane muqueuse, amène la perforation de celle-ci et un abcès, au voisinage du rectum. J'opérai, une fois, une fistule provenant de la présence d'une arête de poisson qui avait produit une suppuration très étendue de la fesse et du périnée.

Dans tous ces cas, l'orifice interne s'est toujours trouvé au niveau du sphincter externe ; quelle que soit l'origine de la fistule, c'est le plus ordinairement, en cet endroit que se trouve l'ouverture intérieure. M. Ribes (Journal trimestriel de médecine et de chirurgie étrangères) a établi cette vérité, il y a plusieurs années, en examinant un grand nombre de cadavres, afin de déterminer la situation précise de l'orifice interne. Sur 75 sujets, il n'a jamais trouvé l'ouverture dans le rectum, au-delà d'une distance de 5 ou 6 lignes (10 à 12 millimètres), dans quelques-uns même elle n'était éloignée que de 3 ou 4 lignes (6 à 8 millimètres). Les recherches de M. Ribes montrent clairement que l'ouverture interne de la fistule est, dans la plus grande majorité des cas, extrêmement rapprochée de la marge de l'anus, et ces recherches sont tout à fait confirmées par Sir B. Brodie qui va jusqu'à dire : « L'orifice interne est, « je pense, toujours situé immédiatement au-dessus du « muscle sphincter, au niveau du point où s'arrêtent les « fécès et où une ulcération peut plus facilement s'éta- « blir entre les deux tuniques. » Ce n'est pourtant point le cas que j'ai rencontré le plus souvent.

J'ai examiné les fistules de plusieurs malades et fait des recherches sur le cadavre, et j'ai trouvé l'orifice interne à plus d'un pouce (25 millimètres), au-dessus du sphincter externe. On trouve plusieurs préparations de ce genre dans les musées de Londres.

La fistule se produit chez les phthisiques, à la suite de l'ulcération tuberculeuse de la muqueuse qui finit par perforer l'intestin. Dans ce cas, l'orifice interne est extrêmement large et il y a quelquefois une seconde ouverture.

Il est assez remarquable, qu'Andral et Louis aient trouvé que cette affection était très rare dans la phthisie, alors que tous les chirurgiens s'accordent à dire que la fistule se rencontre très fréquemment, chez les malades atteints d'une affection tuberculeuse des poumons.

Les abcès qui amènent ces ulcérations de la membrane muqueuse, se forment insidieusement; les malades n'éprouvent qu'un léger malaise général et à peine de douleur locale, si ce n'est au moment où, l'abcès s'approchant de la surface, est sur le point de s'ouvrir.

Dans d'autres cas, les symptômes sont graves ; il y a des frissons, un mouvement fébrile considérable et une grande prostration, au moment de la formation de ces abcès à odeur fétide.

Du côté de son orifice interne, il arrive souvent que la fistule communique au niveau du sphincter externe, avec un des petits sacs qui sont situés dans cette région ; et, la fistule, elle-même, remonte du côté du rectum, à deux ou trois pouces de haut et même plus, et elle peut alors percer dans des directions différentes.

Autrefois les chirurgiens, ne pouvant pas faire passer la sonde à la partie supérieure du trajet et trouver les ouvertures qui aboutissaient dans le rectum, concluaient à tort, qu'il n'y avait point de communication avec l'intestin et que la fistule était borgne. Mais, depuis que l'anatomie pathologique de cette maladie a été mieux comprise et qu'on a mis plus de soins dans l'examen du malade, qu'on a fait les recherches dans une meilleure direction, on parvient généralement à trouver l'orifice interne.

Quand les trajets sont tortueux ou s'étendent dans des directions différentes, il y a quelquefois plusieurs ouvertures internes. Il peut y en avoir une dans la situation ordinaire, une autre plus haut ou de chaque côté du rectum, ayant une communication indirecte avec le trajet principal. Parfois, on trouve un orifice externe de chaque côté de l'anus, les trajets fistuleux se réunissent à la partie postérieure du rectum et communiquent, en ce point, avec l'intestin, par un orifice unique, de façon à produire une fistule en forme de fer à cheval. Le pus peut s'accumuler dans ces sinus compliqués, donner lieu à une inflammation et produire des abcès froids et des trajets fistuleux nouveaux.

Quand la maladie est ancienne, les trajets fistuleux deviennent denses et calleux et donnent au doigt une sensation cartilagineuse. Dans les cas de fistule complète, le passage accidentel d'une petite quantité de matière fécale est bien suffisant pour empêcher la cicatrisation, quand même les contractures du releveur de l'anus et du sphincter, et les mouvements de défécation n'interviendraient pas d'autre part.

Une fistule à l'anus est toujours un mal ennuyeux. Quand même il n'y a ni inflammation ni sensibilité de la partie malade, le sujet est toujours tourmenté par l'écoulement continuel qui tache le linge et entretient une humidité insupportable. L'écoulement est ordinairement constitué par un pus séreux; à certains moments, il peut devenir plus épais, et dans les fistules complètes se tinter en brun, à cause du mélange des matières fécales.

L'abondance de l'écoulement varie suivant les cas; elle dépend beaucoup de l'étendue des trajets et change aussi suivant les moments. Cet écoulement devient quelquefois si rare et si peu abondant, que le malade espère que sa fistule est sur le point de se fermer; le désappointement est grand, quand à la suite d'une irritation nouvelle, le mal devient plus désagréable que jamais. La fistule complète en laissant échapper les gaz intestinaux, est encore une autre source d'ennuis.

La fistule anale appartient à l'âge moyen de la vie et survient plus souvent chez les hommes que chez les femmes. On la trouve parfois chez les jeunes enfants; mais on ne la rencontre qu'exceptionnellement chez les vieillards. Cela tient probablement au relâchement du rectum et du sphincter chez les gens âgés; la membrane muqueuse est moins sujette à l'irritation et à l'ulcération, ce qui est dû en grande partie à la déplétion des veines hémorrhoïdales qui étaient congestionnées.

Le traitement qu'il faut employer, pendant la formation des abcès qui précèdent l'établissement des fistules, consiste à rester dans le décubitus dorsal, à faire des fomentations, prendre des bains de siège, mettre des cataplasmes et administrer des laxatifs doux. Les sangsues n'empêchent pas l'établissement de la suppuration et affaiblissent inutilement les malades.

Dès qu'on peut sentir la fluctuation, il faut ouvrir largement l'abcès au centre du point culminant, pour empêcher le pus de fuser dans le tissu aréolaire lâche et limiter ainsi l'extension des trajets fistuleux. Un morceau de *lint* est insinué entre les lèvres de la plaie et maintenu, pendant quelques heures, pour empêcher leur cicatrisation.

On continue ensuite le traitement local, jusqu'à ce que l'inflammation ait disparu et que la poche de l'abcès soit devenue un trajet fistuleux indolent. Il faut alors pratiquer un examen. Je me sers, à cet effet, d'un stylet mince d'acier ou d'une sonde cannelée d'argent, légèrement recourbée à son extrémité du côté de la rainure et ayant un manche aplati. On peut examiner le malade couché sur le côté, ou appuyé sur une table, en face d'une bonne lumière.

La sonde bien maintenue dans la main pénètre dans l'orifice externe et doit parcourir le trajet, l'index de la main gauche bien huilé est ensuite introduit dans le rectum. Je puis en général, parvenir à découvrir l'orifice, avec le bout de mon doigt, si je sens quelques inégalités de surface, une élevure ou une légère dépression de la membrane muqueuse. Je fais alors glisser la pointe de l'instrument dans le rectum jusqu'à ce que je la sente avec mon doigt.

Il faut toujours passer la sonde dans la fistule, avant d'introduire le doigt dans le rectum, car, si celui-ci était introduit le premier, la distension du rectum pourrait tromper l'opérateur, sur le trajet exact de la sonde dans la fistule.

Il n'est pas toujours facile de trouver l'ouverture située à l'intérieur du rectum. Si le chirurgien ne réussit pas, il peut répéter l'épreuve une seconde et une troisième fois, jusqu'à ce qu'il ait trouvé l'ouverture de la membrane muqueuse ou qu'il se soit bien convaincu qu'il n'en existe pas, en ayant bien le soin d'éviter toute espèce de violence. Cela est surtout nécessaire, quand on examine des trajets tortueux qui passent sur les côtés du rectum, car le tissu cellulaire cède si facilement que, faute de précaution, on peut très aisément, faire une ouverture qui n'existait pas auparavant.

On peut quelquefois, découvrir l'ouverture interne, en introduisant le spéculum et en examinant la muqueuse au voisinage de la fistule; on injecte alors, de la craie en suspension ou un peu de lait par l'orifice externe. L'apparition d'un liquide blanc, formant une tache sur la muqueuse indique la situation de l'ouverture, vers laquelle le chirurgien peut alors diriger l'instrument. On a proposé d'injecter de la teinture d'iode, pendant que le chirurgien maintient son doigt dans le rectum. La tache d'iode sur le doigt indiquerait la situation et la profondeur de l'ouverture intérieure. On peut objecter, contre cette méthode, que la teinture d'iode peut produire de la souffrance et de l'irritation, aussi bien dans le rectum, que dans la fistule.

On obtient la guérison de la fistule, par une opération qui consiste à réunir, par une incision, l'orifice interne et l'orifice externe. Quand la fistule est récente et ne présente qu'une légère étendue, l'opération n'est pas grave, aussi je n'emploie le chloroforme, que, quand le malade est pusillanime, très sensible et me le demande avec instances. Lorsque les fistules sont étendues et compliquées, le chloroforme aide beaucoup l'opérateur. On place le sujet sur le côté correspondant à la fistule. On peut aussi laisser le malade debout, le corps penché sur une table, mais cela n'est pas aussi commode. On donnera un lavement quelques heures avant l'opération afin que les intestins puissent ensuite rester au repos.

On passe alors, une sonde cannelée dans le rectum par le procédé que nous avons indiqué et chez les personnes maigres, on parvient ordinairement, à en faire sortir la pointe par l'anus. On glisse alors dans la rainure de la sonde un fort bistouri courbe et boutonné et l'on divise complètement les tissus situés entre les deux ouvertures.

Je fais aujourd'hui, cette opération dans la plupart des cas, en passant à travers la fistule, jusqu'à l'orifice interne de l'intestin, un bistouri courbe armé d'un prolongement en forme de sonde. Je fais alors, basculer le manche de l'instrument pour faire saillir la pointe au dehors, et, en poussant doucement l'instrument, je divise les parties qui se trouvent sur son passage. L'introduction de l'index gauche dans le rectum facilite considérablement la manœuvre. Ce procédé opératoire de la fistule est à la fois excellent, rapide et très facile.

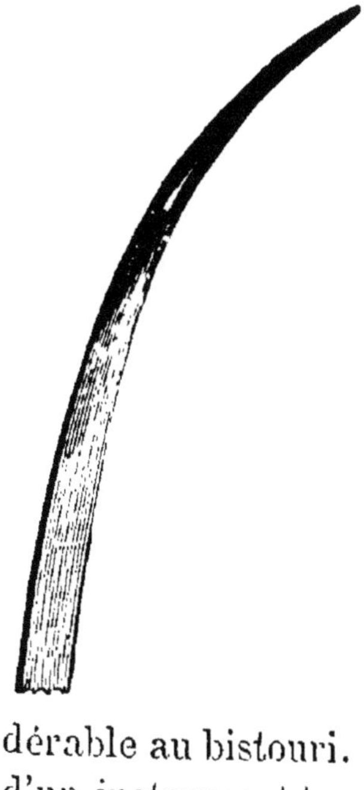

Dans les cas de fistules anciennes, les parois indurées des trajets fistuleux présentent une résistance considérable au bistouri. Le chirurgien ne se servira donc pas d'un instrument trop mince, de peur que la lame ne casse. Il est prudent, après avoir divisé les parties molles, comprises entre les deux orifices de la fistule, d'inciser la paroi postérieure, ce qu'on peut faire avec un bistouri droit ou un scalpel. Cette seconde incision postérieure assure, en tous cas, la division complète du muscle sphincter, donne au pus une plus large voie d'écoulement, et, dans les cas anciens, quand les parois de la fistule sont peu disposées à se couvrir de granulations, elle tend à développer, au fond de la plaie, une disposition à la cicatrisation et elle favorise la guérison.

Après la section d'une fistule anale, si on reconnaît que les téguments sont criblés de trous et ont une mauvaise nutrition, il est indispensable d'exciser aussi les angles de la plaie et même des lambeaux tout entiers; sans cette précaution, les angles de la plaie peuvent se rouler en dedans et la cicatrisation est interminable, ou s'arrête même tout à fait. L'ablation de la partie libre des lambeaux mal nourris active beaucoup la guérison.

Après l'opération, on met entre les lèvres de la plaie, un morceau de coton mouillé qu'on a bien le soin d'enfoncer jusqu'au fond, afin d'empêcher l'adhérence des bords et de prévenir l'hémorrhagie. Un tampon d'ouate sera appliqué par dessus et on maintiendra le tout, à l'aide d'un bandage en T, qui exercera, pendant quelques heures, une douce compression.

L'écoulement de sang qui suit cette opération est ordinairement léger et même, dans les cas graves, quand les parties molles ont été largement divisées, le traitement que nous venons d'indiquer suffit pour prévenir toute espèce d'hémorrhagie inquiétante. On maintient les intestins au repos, à l'aide des préparations opiacées, pendant trois ou quatre jours, après lesquels on administre un lavement émollient. Après chaque selle, on lave bien la plaie, à l'aide d'une seringue chargée d'une solution faible et tiède du liquide de Condy et on met sur la plaie, une petite mèche de coton mouillée ou trempée dans l'huile. Si la plaie était longue à guérir, on tremperait la charpie dans un liquide légèrement stimulant. C'est le seul topique qui soit nécessaire.

D'ordinaire, la plaie se guérit rapidement après la production de granulations, les fonctions du sphincter se rétablissent intactes. Cependant, dans quelques mauvais cas, où il avait été nécessaire de pratiquer une incision très large, ou double section, l'opération a été suivie d'une certaine incontinence des matières fécales qui tourmentait surtout les malades, quand les intestins étaient relâchés.

Chez les sujets débiles, chez ceux qui ont une constitution maladive, la plaie, nécessitée par l'opération, est parfois très longue à guérir et si elle n'est pas traitée avec soin, elle peut dégénérer en un ulcère indolent, ce qui jette du discrédit sur le chirurgien.

Il ne faut pas alors, permettre au malade d'aller et venir, mais le maintenir presque constamment dans la position horizontale et le soumettre, en même temps, à un traitement général, au moyen du quinquina, du fer, de l'huile de foie de morue; il faudra même conseiller le séjour à la campagne ou au bord de la mer. Je me suis fait une règle, après l'opération de la fistule, de surveiller le malade, jusqu'à ce que la plaie soit entièrement guérie.

Dans ces cas particuliers de fistules, dans lesquels les trajets s'écartent en haut, à une certaine distance du rectum, on a admis, jusqu'à ces derniers temps, que ces trajets ne pouvaient guérir, qu'après avoir été ouverts dans toute leur longueur. En conséquence, on divisait les tissus à une grande hauteur et on faisait une opération très grave, en exposant le malade à des hémorrhagies sérieuses qui ont été, de tout temps, difficiles à arrêter.

Il est arrivé quelquefois, que, négligeant de chercher

l'ouverture intérieure, dans une bonne direction, on a pris une fistule complète, pour une fistule borgne externe. Il en résultait qu'on était amené dans l'opération, à faire une ouverture artificielle au-dessus de l'ouverture naturelle et non seulement on était ainsi conduit à pratiquer une incision plus étendue qu'il n'était strictement nécessaire, mais encore, comme l'orifice interne n'était pas compris dans l'incision, l'opération pouvait être faite sans aucun profit.

Les observations de M. Ribes ont donc rendu un grand service, en engageant les chirurgiens à chercher l'ouverture interne dans l'intestin, près du sphincter et non pas à l'extrémité du trajet fistuleux et en montrant que cet orifice existait bien plus souvent qu'on ne le supposait. Les progrès, dans le traitement de la fistule, qui ressortaient naturellement de ces observations, furent indiqués et nettement mis au jour, par M. Syme d'Édimbourg, dans son livre sur les maladies du rectum. Ces idées pratiques ont encore été fortifiées par l'opinion de feu sir B. Brodie, exprimée dans la conférence dont nous avons déjà parlé.

Ces éminents chirurgiens pensent aussi, que, quand une fistule remonte très haut et se tient à une certaine distance du rectum, il n'est pas nécessaire de la diviser, dans toute son étendue; surtout, si les parties qui s'étendent, entre l'ouverture interne et l'ouverture externe, ont été largement divisées; le trajet fistuleux supérieur se ferme presque toujours et le malade guérit au moyen d'une opération simple et légère.

Mon expérience personnelle ne me permet pas d'être tout à fait de cet avis. Dans beaucoup de cas, en effet, j'ai trouvé que le trajet fistuleux supérieur, n'arrivait à se fermer, qu'après une section complète et large des tissus. La plaie supérieure continue alors à avoir un mauvais aspect et l'écoulement séreux continue.

Dans un cas de cette espèce, avec un trajet qui se terminait en une sorte de clapier, près de la membrane muqueuse, j'ai passé, au fond de ce trajet, une sonde cannelée, et j'ai fait glisser le long de sa rainure, la branche pointue d'une paire de ciseaux, pendant que l'autre branche mousse passait dans le rectum et, en rapprochant les deux branches, j'ai sectionné la membrane qui se trouvait entre elles deux et j'ai mis à nu, le fond de la fistule. J'ai introduit, dans le cul-de-sac, un tampon d'ouate et la plaie guérit alors à la manière ordinaire.

Cette opération est simple et facile et il n'y pas de grands risques d'hémorrhagie, alors même que la section se trouverait très haut ; car la fistule en formant un clapier, au voisinage de la membrane muqueuse, s'écarte des gros vaisseaux et des parties situées plus bas.

Une fistule peut cependant pénétrer dans le tissu aréolaire du bassin, très loin du rectum ; il y a alors une couche épaisse de tissu entre la fistule et l'intérieur du rectum. L'opération que nous avons décrite serait alors dangereuse, et il faut traiter autrement ce cas particulier.

Quand l'orifice qui s'ouvre dans le rectum est à plus d'un pouce et demi (4 centimètres) au-dessus du sphincter externe, ou, quand le trajet fistuleux remonte dans le tissu cellulaire, en dehors de l'intestin à cette distance, ou même à une plus grande encore, le chirurgien ne peut pas faire la section, sans s'exposer à une hémorrhagie très difficile à arrêter. La mort a été quelquefois la conséquence d'une hémorrhagie, survenue après le débridement d'une fistule qui remontait très haut. L'hémorrhagie continue sans que le malade en ait conscience, car comme le sang ne s'écoule pas au dehors, rien ne donne l'alarme. Le malade se sent seulement faible, éprouve un sentiment d'évanouissement, de la gêne et de la plénitude dans le rectum; ces derniers symptômes l'obligent bientôt à aller à la selle et il rend, alors, une grande quantité de sang qui s'est graduellement accumulé dans l'intestin.

La meilleure manière d'arrèter une hémorrhagie venant d'une plaie profonde, qui s'étend de l'anus au rectum est de la tamponner avec du coton fin. On mouille les boulettes en ayant soin d'exprimer l'eau le plus possible et on les introduit dans le fond de la plaie à l'aide d'une sonde. Il ne faut pas huiler le coton, sans cela il glisserait et ne serait d'aucune utilité. Pour maintenir la pression, on applique sur l'anus des bourdonnets de coton, qu'on recouvre avec quelques morceaux de lint et on consolide le tout avec un bandage en T qu'on serre un peu fort. Il ne faut pas déranger les tampons pendant quelques jours, et il faut user de tous les moyens pour maintenir l'intestin au repos pendant ce temps-là. On peut tamponner la plaie avec une éponge, mais cette substance peut adhérer aux parties voisines et il peut être difficile de la retirer.

Les cas semblables à ceux que nous venons de décrire peuvent être traités par la ligature. Appliquée convenablement et serrée bien graduellement, elle répond très bien à l'indication et elle est moins longue et moins douloureuse qu'on ne le suppose d'ordinaire. Ce procédé a été appliqué autrefois, à des cas ordinaires de fistule, mais on le pratique rarement aujourd'hui : on trouve que le bistouri est un moyen de guérison moins long et moins douloureux.

Le professeur Dittel, de Vienne, et M. Allingham ont fait quelques tentatives pour remettre en honneur le traitement des fistules, au moyen de la ligature; ils ont substitué à la soie et à la ficelle, un lien de caoutchouc élastique. J'ai longtemps employé la traction continue qu'on peut obtenir, au moyen du caoutchouc pour hâter la chute des ligatures, dans les moignons après les amputations, après les opérations de tumeurs érectiles et de fistule; j'attache pour cela l'extrémité du fil de soie à un anneau de caoutchouc que je fixe, après l'avoir convenablement tendu, à un point fixe, situé près de la ligature. Le cordon de caoutchouc, quand il est bien serré, exerce une pression plus complète, mais il n'est pas si facile d'augmenter sa tension, que celle de l'anneau en caoutchouc dont je viens de parler (*a*).

Le bistouri est, malgré cela, le meilleur remède contre la fistule ordinaire et il faut réserver la ligature élastique pour les cas rares et spéciaux, comme ceux auxquels j'ai fait allusion.

Le passage du fil, quand le trajet remonte très haut sur le côté de l'intestin, n'est pas une opération facile et exige une certaine adresse manuelle. On a imaginé divers instruments ingénieux pour faciliter l'emploi de ce procédé. Celui que je trouve le plus commode est un long tube

(*a*) Clémot, de Rochefort, a employé un procédé ingénieux décrit dans la thèse du Dr Bongouin et qui a paru digne d'attention au professeur Gosselin. Il s'agit d'une ligature lâche qu'on serre à peine. Pour la placer, on se sert d'un stylet aiguillé flexible en argent qu'on ramène par l'anus, avec le fil de chanvre un peu gros qui lui est attaché et on réunit les deux extrémités du fil par un nœud très lâche. Deux ou trois jours après un nouveau fil, plié en anse, est attaché à l'extrémité du premier et entraîné à sa place dans le trajet fistuleux. On fait de même tous les trois jours en conduisant chaque fois le double de brins de fil jusqu'à ce qu'on soit arrivé à une ligature de 16 à 24 brins représentant une espèce de corde. On fait chaque fois un nœud qui laisse beaucoup de laxité à l'anse. Il n'y a pas de constriction et par conséquent pas de douleurs et l'auteur prétend qu'en vingt ou vingt-cinq jours les parties molles sont divisées.

(*Note du traducteur.*)

lisse d'argent légèrement recourbé, fixé dans un manche, à l'aide duquel je parcours la fistule et que jé fais sortir dans le rectum. S'il n'existe pas d'orifice interne, j'introduis dans la canule un trocart que je fais passer avec elle dans le rectum, puis, retirant le trocart, je conduis, à travers la canule, un fil métallique fin que j'enfonce assez pour pouvoir le saisir avec une pince ou bien avec mon doigt recourbé en crochet et que j'attire hors de l'anus. Après avoir retiré le tube, j'attache au fil d'archal une cordelette retordue (petit fouet) que je fais passer à travers la fistule. Les deux extrémités de la ligature sont alors attachées à une anse de caoutchouc, dont on maintient la tension, jusqu'à ce que les parties soient sectionnées et que la ligature tombe. Le tube d'argent facilite beaucoup le passage du fil métallique en platine, surtout si on veut se servir du galvanocautère, pour opérer immédiatement la fistule, chez les sujets qui ont trop de répugnance pour le bistouri. J'appliquai ce procédé avec succès dans le cas suivant.

Fistule étendue et trajet fistuleux chroniques guéris par l'incision et la dilatation.

Observation XVII. — En mars 1862, je vis avec M. Smart de Hackney, un monsieur, arrivé à l'âge moyen de la vie, qui souffrait, depuis plusieurs mois, de trajets fistuleux opiniâtres dans la fesse, venant s'ouvrir à une très grande distance de l'anus.

Il s'était déjà confié aux soins d'un chirurgien d'hôpital, qui, ayant méconnu le caractère des fistules, les avait traitées par des injections iodées, mais sans succès.

Après avoir soumis le malade à l'influence du chloroforme, j'ouvris largement les fistules en sectionnant une grande épaisseur de tissus et je pus ainsi trouver un trajet recourbé à angle droit qui pénétrait dans le rectum. J'en fis la section jusqu'à l'intestin, en coupant le muscle sphincter externe. Un trajet fistuleux qui remontait plus haut, le long de la muqueuse décollée, ne fut pas compris dans la section.

Le malade garda le lit, et les sinus ainsi débridés furent pansés jusqu'au fond, et j'eus soin de surveiller la santé générale.

Au bout de quatre semaines environ, les plaies de la fesse s'étaient guéries graduellement, mais il y avait toujours un suintement de la fistule au voisinage de l'anus. Je fis alors une nouvelle section dans le rectum, à l'aide de la sonde cannelée et des ciseaux, à la distance d'un pouce (25 millimètres), mais je n'osai pas aller plus haut, parce que je sentis une grosse artère sur le trajet de l'instrument.

Comme le suintement persistait encore, au bout de quinze jours, je passai une canule d'argent recourbée, à la partie la plus élevée du sinus et je la fis pénétrer dans l'intestin. Je passai avec une certaine difficulté un fil fin d'argent auquel était attaché un bout de petit fouet, à travers la canule et je l'amenai au dehors. J'attachai alors les deux bouts à un tourniquet, à l'aide duquel les parties comprises dans la ligature furent promptement sectionnées. J'obtins un bon résultat, mais le séjour à la ville et le traitement commmençaient à altérer l'état général; de plus, il y avait une tendance à la formation d'une nouvelle fistule du côté du rectum; aussi nous envoyâmes le malade, en juin, au bord de la mer, là il se rétablit peu à peu et les plaies guérirent complètement.

Dans les cas de fistule borgne externe, quand le chirurgien est bien persuadé, après un examen suffisant, qu'il n'y a pas d'orifice interne, il porte la pointe de la sonde ou du bistouri à fistule, à l'extrémité du trajet fermé par la membrane muqueuse du rectum; il fait agir alors la pointe jusqu'à ce que la membrane muqueuse soit perforée, en ayant bien le soin de soutenir cette membrane avec le bout du doigt, afin d'éviter qu'elle ne se décolle, plus ou moins loin, sous la pression de la sonde. On peut alors diviser les parties comme pour une fistule complète. Le point où la membrane est dénudée se trouve ordinairement à une petite distance, au-dessus du sphincter externe (*a*).

(*a*) J'ai eu à soigner cette année une dame V... qui à la suite d'une opération que je lui avais pratiquée à la manière ordinaire pour une fistule complète eut un abcès de la fesse, au voisinage de l'anus. L'abcès ouvert largement resta néanmoins fistuleux. Après m'être bien assuré, à l'aide des injections colorées, qu'il n'y avait aucune communication avec le rectum, je

Nous lisons dans les livres, qu'il y a des fistules borgnes internes, dans lesquelles l'ouverture intestinale conduit à un trajet sans orifice externe. Ces cas ne se rencontrent que très rarement dans la pratique. L'ouverture externe se ferme quelquefois, pour un temps très court, mais elle est toujours indiquée par une tache rouge et indurée ; tôt ou tard, elle se rouvre et le suintement réapparaît ou bien une nouvelle ouverture se forme à quelque distance de la première.

Il peut arriver cependant, que l'ouverture initiale ulcérée dans le rectum présente de grandes dimensions. Le pus formé alors, dans le tissu cellulaire, trouve une issue si facile dans l'intestin, que l'abcès ne s'ouvre pas au dehors. Mais ce cas est très rare. La situation de la cavité suppurante est indiquée à l'extérieur, par une sorte de dépression et une sensation vague de fluctuation. Dans ce cas, en plongeant un bistouri dans le sac, on rendra la fistule complète et on pourra la traiter à la manière ordinaire.

Observation XVIII. — Une dame, que je soignais avec M. Cuolahan de Bermondsey, avait un abcès communiquant par une grande ouverture interne, avec la partie inférieure de l'intestin.

Cet abcès, siégeant à quelque distance du rectum, faisait bomber la muqueuse à l'intérieur. Il y avait en outre, un suintement purulent fétide et une douleur très vive, au moment de la défécation et même à d'autres instants. A l'aide d'une incision externe, à travers les fibres du sphincter, je pénétrai jusqu'à l'orifice interne ; je divisai alors la membrane muqueuse qui formait la paroi de la cavité du côté de l'intestin, à l'aide des ciseaux, conduits dans le trajet sur une sonde cannelée et à la manière déjà décrite. Les tissus divisés guérirent graduellement et le résultat fut très satisfaisant.

maintins pendant plusieurs semaines un tube à drainage qui me servit à faire des injections au nitrate d'argent et deux mois après, cette fistule borgne fut complètement guérie, j'ajouterai que j'ai agi ainsi parce que la malade refusait obstinément toute nouvelle intervention chirurgicale,

(*Note du traducteur.*)

Une fistule borgne à orifice interne peut quelquefois être méconnue, quand elle est profondément située. Je donnai mes soins, concurremment avec le Dr Priesley, à une dame atteinte de cette affection.

Elle avait des pertes abondantes de pus et elle était épuisée et émaciée, à la suite de cette longue suppuration. Plusieurs médecins distingués l'avaient déjà soignée pendant plusieurs années et le diagnostic de l'affection leur avait échappé. Chez une autre femme atteinte d'une fistule semblable, l'écoulement était très abondant, tachait constamment son linge, et on l'avait soignée pour un écoulement vaginal ; on avait, dans ce sens, institué divers traitements restés naturellement impuissants, sans qu'on découvrît la nature du mal, malgré la persistance à indiquer la gêne, et la souffrance qu'elle ressentait du côté de l'anus.

Le point de communication avec le rectum ne correspond pas toujours directement, avec l'orifice externe, mais il peut aboutir à un sinus creusé dans la fesse, en faisant avec lui un angle droit, si bien que la sonde, introduite par l'orifice externe traverse la fesse mais ne peut pas pénétrer dans le trajet supérieur. Le chirurgien peut alors en conclure que la fistule est limitée à la fesse et n'arrive pas jusqu'au rectum. Cette erreur fut commise dans l'observation 17. Une incision qui ouvrira largement la partie inférieure du trajet, permettra d'apercevoir l'ouverture du trajet supérieur et éclairera le chirurgien.

Dans les cas où le pus a fusé à travers la fesse et arrive à la peau, à deux ou trois pouces de l'anus, il n'est pas toujours nécessaire d'ouvrir ce sinus dans toute son étendue, ce qui serait une opération très grave. En se servant de la pointe de la sonde cannelée comme guide, le chirurgien peut faire une ouverture externe artificielle, dans le point de la fistule le plus voisin de l'anus, il divise alors les tissus compris entre cet orifice nouveau et l'ouverture interne, à la manière accoutumée. De cette façon, la communication entre le rectum et la portion externe de la fistule, se trouve interrompue, celle-ci se ferme sans difficulté, pendant que la plaie interne guérit par la formation des granulations qui se développent dans sa partie profonde.

Il est difficile de décrire le traitement que nécessitent les diverses formes de fistule compliquée, cela dépend beaucoup des variétés que présente chaque cas, on n'en trouve même pas deux exactement semblables. Dans la fistule en fer à cheval, il suffit quelquefois d'ouvrir l'une des branches et de dilater l'autre, pour permettre l'écoulement du pus qui s'y trouve enfermé.

Dans plusieurs cas, cependant, j'ai eu l'occasion de faire l'opération des deux côtés, et j'obtins une guérison complète de la fistule. Après cette double division, il arrive quelquefois que le malade ne puisse plus retenir les fécès liquides, mais il ne faut pas s'en inquiéter, car j'ai toujours vu qu'après la guérison des plaies, et même avant elle, les fonctions des muscles se rétablissaient, et qu'il ne résultait de cette double section aucun inconvénient permanent.

Quand il y a deux orifices internes du même côté, il faut, si cela est possible, les comprendre tous les deux dans la même incision, ou bien après avoir débridé l'orifice supérieur, à la manière ordinaire, ouvrir alors l'inférieur, en faisant passer la seconde section dans la première.

Si l'intervalle qui sépare les deux ouvertures internes est très grand, et que l'une d'elles soit très élevée, il vaut mieux opérer d'abord l'inférieur, car il peut arriver qu'à la suite du passage plus facile des fécès, de l'inaction momentanée des sphincters, l'orifice supérieur et le trajet qui l'accompagne arrivent à se fermer : mais il ne faut pas du tout compter sur ce résultat.

Quand il y a deux orifices au rectum et une seule ouverture externe, on fera l'opération du côté de cette dernière seulement, dans l'espoir que la seconde ouverture interne se fermera spontanément. S'il n'en était pas ainsi, on tenterait ensuite une seconde opération de l'autre côté. Dans certains de ces cas compliqués, l'état général des malades ne permet pas de tenter l'opération.

Il y a parmi les chirurgiens de grandes différences d'opinion sur l'opportunité de l'opération de la fistule chez les personnes affectées de phthisie. Les uns s'opposent à l'usage du bistouri, parce qu'ils prétendent que l'écoulement qui a lieu par la fistule est une sorte d'émonctoire utile pour arrêter les progrès de la maladie des poumons ; tandis que les autres maintiennent que l'irritation et la suppuration sont très nuisibles et ajoutent encore à l'épuisement des malades.

Dans le cas de phthisie avancée, il n'est pas un chirurgien qui s'expose à employer le bistouri, mais je suis convaincu qu'au début, on peut enlever au malade cette cause de débilité et lui rendre un grand bien-être en l'opérant : c'est ce que j'ai pratiqué avec succès, dans un certain nombre de cas. La plaie est cependant en général plus longue à guérir, et il faut apporter une attention soutenue, dans l'usage des lotions et des onguents stimulants, pour arriver à un bon résultat.

Lorsque la fistule se rencontre en même temps qu'une carie de l'ischion ou du sacrum, il y a contre-indication à l'opération, à moins que le chirurgien ne puisse atteindre le siège du mal et qu'il lui soit possible de ruginer l'os.

On trouve quelquefois, au périnée, des fistules qui s'ouvrent, en même temps dans le rectum et dans l'urèthre; cette communication anormale, permet quelquefois, aux gaz et à du pus chargé de matière fécale, de passer par les voies urinaires, ce qui cause au malade beaucoup d'ennuis et de souffrance. Ces fistules qui proviennent de l'inflammation et des abcès de la prostate ne sont pas à proprement parler des maladies du rectum.

Pour obtenir la guérison de ces fistules, il faut les ouvrir largement dans le rectum, et panser bien exactement le fond de la plaie, avec de la charpie ou du coton.

L'orifice externe d'une simple fistule à l'anus est quelquefois situé au périnée, à une si grande distance de l'anus et dans une direction si voisine du trajet de l'urèthre, qu'on est amené à les prendre plutôt pour une fistule uréthrale que pour une fistule anale. Mais on ne voit pas l'urine s'échapper de l'orifice quand le malade se livre à la miction; puis, la sonde introduite dans la fistule, prend la direction de l'anus: on reconnaît bien vite ainsi quelle est la nature de l'affection et en cherchant à ouvrir la fistule du périnée, le chirurgien peut en suivre la trace jusque dans l'intérieur du rectum.

Il y a quelques années, je fus consulté par une jeune femme qui avait non seulement une fistule qui s'ouvrait sur le côté du rectum, mais encore une autre qui communiquait avec le vagin, et une troisième qui s'ouvrait à la partie inférieure des lèvres. Il passait par le vagin tant de pus fécaloïde qu'il était évident qu'il y avait une large communication avec le rectum. Quoique sa situation fût très pénible, elle ne voulut jamais consentir à subir l'opération et je la perdis de vue. Dans des cas de ce genre, si le sphincter anal et le sphincter du vagin sont sectionnés tous les deux, le malade ne peut plus retenir les matières fécales.

M. B. Brodie raconte qu'une dame le consulta pour une fistule qui communiquait à la partie antérieure du rectum et s'ouvrait en dehors, à l'entrée du vagin. Il fit une large section du sphincter anal des deux côtés, de manière à établir une large issue. L'écoulement de la fistule diminua peu à peu et, cinq mois après l'opération, la fistule paraissait complètement guérie. J'avais l'intention d'adopter une manière de faire analogue, pour le cas dont il est question plus haut; mais la largeur de l'ouverture située dans le vagin aurait, je le crains fort, rendu nécessaire une autre opération consécutive.

CHAPITRE X.

CATARRHE DU RECTUM.

Le symptôme caractéristique du catarrhe du rectum est un écoulement de mucosités par l'orifice anal, c'est une affection très rare. Cette maladie commence comme les autres catarrhes, par un frisson suivi d'une diarrhée légère, accompagnée d'un besoin fréquent et impérieux d'aller à la selle, chaque fois que le malade laisse échapper quelques mucosités incolores. En même temps, il éprouve une sensation pénible dans la partie postérieure du rectum. On traite cette maladie par le repos, les bains de siège chauds et quelques faibles doses de poudre de Dower. Elle se guérit alors en peu de jours.

J'ai donné mes soins à un malade qui, affecté d'une

diathèse goutteuse, a été à plusieurs reprises, à la suite de refroidissement, atteint ou de catarrhe du rectum ou d'attaques de goutte.

On m'a consulté, plusieurs fois, pour des écoulements purulents du rectum, qu'on supposait provenir d'une fistule interne difficile à découvrir, et j'ai souvent trouvé que le pus provenait de la surface muqueuse de l'intestin et que la maladie s'était développée sous l'influence d'une contagion blennorrhagique.

J'ai soigné, avec les Drs Gueneau de Mussy et Aikin, une jeune femme étrangère, mariée, qui se plaignait d'un écoulement indolent du rectum. Nous la traitâmes par des injections astringentes et une large cautérisation de la muqueuse avec une solution concentrée de nitrate d'argent, faite à l'aide d'un pinceau, au moyen d'un spéculum ani. L'affection restait rebelle et difficile à guérir et ne céda qu'après l'emploi, à l'intérieur du baume de copahu.

CHAPITRE XI.

ULCÉRATION CHRONIQUE DU RECTUM.

Les recherches que j'ai faites sur l'anatomie pathologique du rectum m'ont fait observer un grand nombre de cas d'ulcérations de cette enveloppe muqueuse. J'en ai trouvé, non seulement après les dysentéries ou à la suite des maladies ordinaires de cet organe, telles que la contracture ou le cancer, mais encore dans d'autres cas, ce qui me permet d'en faire une affection idiopathique.

Chez certains sujets que j'ai examinés, l'ulcération s'étendait sur une surface considérable. J'ai vu la partie inférieure du rectum tout à fait dépouillée de sa membrane muqueuse jusqu'à une hauteur de 2 ou 3 pouces.

Cette lésion considérable est quelquefois, ou même presque toujours, accompagnée d'un épaississement et d'une induration des tissus sous-jacents, sans diminution du calibre de l'intestin. L'enveloppe musculaire est hypertrophiée dans quelques circonstances. Dans un cas, l'enveloppe muqueuse était criblée d'un si grand nombre de trous, à une petite distance du sphincter, qu'elle a été décrite, dans un livre d'anatomie pathologique, comme un véritable tissu crebriformis; les enveloppes sous-muqueuses étaient en même temps très épaissies. J'ai vu quelquefois la membrane muqueuse ulcérée, taillée comme à l'emporte-pièce; les parties saines se détachaient en certains endroits, des fibres musculaires et formaient des points plus ou moins larges, ou seulement d'étroites bandes. On trouvait souvent des abcès dans les tissus indurés qui avoisinaient le rectum malade et des trajets fistuleux qui s'ouvraient à l'extérieur. Dans deux cas, l'ulcération avait produit une ouverture qui communiquait avec la cavité péritonéale; la mort survint à la suite de la pénétration du pus fécaloïde dans l'abdomen et de l'inflammation de la membrane séreuse. Dans d'autres cas, les surfaces péritonéales enflammées adhèrent entre elles, sans qu'il y ait de perforation et, une fois, j'ai trouvé l'épiploon adhérant à la partie antérieure du rectum.

Les antécédents de ces cas d'ulcération étendue ne m'ont pas toujours été racontés assez exactement, pour me permettre de déterminer d'une manière satisfaisante, l'origine de ces maladies; mais, bien des fois elles reconnaissaient comme cause la dysentérie; un certain nombre de malades arrivaient récemment des pays chauds; d'autres s'étaient exposés aux mauvaises conditions hygiéniques d'un voyage sur mer. Tous étaient des cas chroniques, les pièces anatomiques provenaient de sujets qui depuis longtemps avaient souffert de maladies de la partie inférieure de l'intestin.

Dans quelques observations, il était probable, d'après ce qu'on pouvait recueillir de l'histoire de la maladie, qu'il y avait eu une inflammation chronique des enveloppes du rectum et que les ulcérations avaient été aggravées et peut-être même produites, par l'usage intempestif de bougies trop dures dont on s'était servi à l'occasion de quelques rétrécissements incomplets, ou pour quelques contractures passagères.

Il y a quelques années j'eus à soigner une femme, âgée de 79 ans, qui avait des symptômes évidents d'ulcérations à la partie supérieure du rectum. Elle souffrait depuis plus de quinze ans et, huit ans environ auparavant, elle avait été traitée par un chirurgien d'hôpital qui lui fit passer des bougies pendant deux ans au moins. Cependant, en faisant un nouvel examen, je ne pus découvrir aucune contracture de l'intestin, mais je sentis que, très haut, la surface muqueuse était irrégulière et raboteuse. Je ne fis alors aucun doute que dans un rectum déjà rendu irritable, par des purgatifs drastiques, des sécrétions ou des évacuations, le froissement de la muqueuse par une canule de clystère ou des fécès durcies, était plus que suffisant pour produire une ulcération et une inflammation chronique étendue.

Si nous considérons la fréquence des ulcérations du tissu muqueux, dans la syphilis constitutionnelle, au commencement du canal alimentaire, comme la bouche et la gorge, nous ne devons pas être surpris de rencontrer des lésions semblables sur la membrane muqueuse qui occupe la partie inférieure de ce canal.

Il y a quelques années, feu M. Avery présenta à la Société pathologique, un exemple d'ulcération du rectum dont l'observation montra clairement la nature syphilitique. L'anus était entouré d'un cercle de végétations, et l'ulcère commençait au-dessus et s'étendait à environ trois pouces (7 centimètres 1/2) de distance et occupait la totalité de la surface interne du rectum. Les bords étaient rugueux et inégaux à la partie supérieure, mous et arrondis à la partie inférieure. La surface intermédiaire était molle et laissait à nu les fibres musculaires de l'intestin. La malade, jeune femme de 22 ans, mourut à l'hôpital de Charing Cross, d'un érysipèle de la face; elle souffrait, depuis environ sept mois, d'une défécation difficile. Elle avait séjourné à l'hôpital un an et demi avant, pour un ulcère phagédénique de la fourchette vaginale. Quand elle mourut, elle avait sur les membres de nombreuses traces d'éruption syphilitique ne s'effaçant pas sous le doigt; elle avait aussi souffert de mal de gorge (1).

Il est important de déterminer si l'ulcération syphilitique du rectum est due à une contagion directe, soit que la muqueuse intestinale ait été inoculée par le pus provenant des chancres de la vulve, ou d'une manière directe, par un coït anormal, ou bien si ces ulcérations sont le résultat de la maladie constitutionnelle.

Les autorités les plus compétentes de nos jours ont attiré l'attention sur ce sujet (Gosselin et Lancereaux à Paris (2), le Dr Bumstead (3), le Dr Masson, de New-

(1) Trans. pathological Society, vol. 1, p. 94.
(2) Archives générales de médecine, 1854.
(3) Pathologie et traitement des maladies vénériennes, 3e édition.

York (1), et ils ont regardé les ulcérations du rectum comme produites par une contagion directe et non pas, comme un symptôme d'infection générale. Ils appuyent leur dire sur ce fait, que l'ulcération s'est rencontrée presque invariablement chez les femmes. Cependant Gosselin en a cité quelques cas rares chez les hommes.

Je n'ai pas observé d'affections de ce genre dans ces dernières années, mais autrefois, quand je m'occupais activement des services hospitaliers, j'ai trouvé plusieurs ulcérations rectales qui avaient produit de la contracture et que j'ai considérées, en ce temps-là, comme ayant pour origine une syphilis constitutionnelle.

Les ulcérations syphilitiques sont ordinairement assez larges, et souvent elles envahissent les enveloppes profondes du rectum. Le processus cicatriciel est par conséquent très capable d'amener alors un obstacle sérieux au passage des fécès.

J'ai établi, dans le chapitre précédent, que quelquefois la fistule à l'anus reconnaît pour cause une ulcération tuberculeuse de l'intestin, et que, dans ces cas, l'orifice interne du trajet fistuleux acquiert parfois une étendue considérable. L'ulcération, au lieu de pénétrer dans le tissu cellulaire et d'y creuser des fistules, peut s'étendre en surface et produire une ulcération chronique du rectum extrêmement désagréable.

Dans les cas que j'ai rencontrés, l'ulcération était presque toujours assez petite, mais elle était ordinairement très pénible et ne présentait pas de tendance à la guérison. Ces malades sont ordinairement des sujets scrofuleux, et j'ai soigné dernièrement, à l'hôpital de Londres, un

(1) *American Journal of medical sciences*, vol. 65, 1673.

homme âgé de 35 ans, qui avait un ulcère du rectum de la grosseur d'un florin, et qui présentait en même temps des signes avérés de phthisie.

Les principaux symptômes que l'on considère comme appartenant à l'ulcération chronique du rectum sont : un écoulement purulent de l'anus plus ou moins abondant, des selles molles, formées ou enveloppées d'un liquide gluant, visqueux, tachetées de sang ; quand les selles passent, il peut quelquefois y avoir du ténesme.

La douleur à la défécation varie beaucoup : grave dans certains cas, elle est extrêmement légère dans d'autres, et il est vraiment surprenant de voir combien les contractions du rectum et le passage des fécès amènent peu de douleur, même quand il y a une large ulcération de la surface de la muqueuse. La vieille dame, au cas de laquelle j'ai fait brièvement allusion ne souffrait presque pas en allant à la selle, et le malade de M. Avery, quoique atteint d'un ulcère phagédénique, souffrait très peu ; il était surtout tourmenté par l'abondance de l'écoulement.

La douleur dépend beaucoup de la position de l'ulcère. Qu'il soit grand ou petit, s'il s'étend beaucoup vers la partie inférieure, de manière à toucher le bord supérieur du muscle sphincter, la douleur est ordinairement vive, elle persiste après la défécation, et il est souvent nécessaire, outre le traitement ordinaire de faire une incision, au bord inférieur de l'ulcère, afin d'obtenir le repos de la contraction du sphincter.

On peut connaître exactement les caractères, la situation et l'étendue d'un ulcère chronique du rectum, à l'aide de l'examen au toucher et au spéculum.

Le chirurgien peut alors sentir une surface dure et inégale, plus ou moins saillante ou déprimée et, en même temps, une dureté et un épaississement des parois du rectum. On peut, à travers le spéculum, se rendre compte de l'aspect des ulcères qui siègent vers la partie inférieure du rectum; cet instrument est aussi extrêmement utile pour appliquer les remèdes locaux.

Le traitement qu'il convient surtout d'appliquer aux ulcérations chroniques dépend principalement de la nature et de l'étendue de l'ulcération, ainsi que de l'état constitutionnel du sujet. Dans les cas graves, je garde les malades au repos, dans la position horizontale. Quand la surface muqueuse est détruite par un ulcère phagédénique, et qu'il y a un suintement abondant, surtout quand la maladie a pour origine la dysentérie, il faut employer des astringents végétaux, tels que le simarouba, le krameria, combinés avec les acides minéraux et les opiacés; ceux-ci rendent parfois de grands services en adoucissant le ténesme et en rendant les évacuations et le passage du pus moins douloureux.

Le mélange de sous-nitrate de bismuth et de magnésie et les émollients amènent un grand soulagement; le sulfate de cuivre additionné d'opium peut être administré avec avantage. Quand l'ulcération est d'origine syphilitique ou scrofuleuse, il faut employer le traitement indiqué pour chacune de ces maladies. Il faut faire suivre un régime sévère et régulier. Le traitement local consiste en des applications avec des solutions faibles de nitrate d'argent, des lavements mucilagineux et des suppositoires émollients.

Les observations suivantes serviront à éclaircir les remarques précédentes.

Ulcère chronique tuberculeux du rectum. — Guérison.

OBSERVATION XIX. — M. X.., âgé de 35 ans, capitaine dans la marine marchande et présentant les signes du tempérament scrofuleux, vint me consulter en mai 1856, pour une maladie du rectum, dont il souffrait plus ou moins, depuis dix-huit mois. Il avait séjourné longtemps, dans les pays chauds, et ses occupations l'avaient exposé à de grandes fatigues; il avait dans les deux testicules des dépôts que je regardai comme étant d'origine tuberculeuse. Il se plaignait d'une douleur brûlante, intense, qui durait à peu près dix minutes après chaque évacuation et qui était *d'autant* plus forte que les matières avaient plus de consistance. Il rendait aussi un peu de sang avec les fécès et était constamment sujet à un léger suintement,

A l'examen, je découvris, à une faible distance de l'anus, un ulcère à bords indurés. Il avait la dimension d'un florin et sa partie inférieure empiétait sur l'anneau du sphincter.

Je pratiquai, après avoir administré le chloroforme, une légère incision, à la partie inférieure de l'ulcération. Je lui fis garder la position horizontale et lui donnai de la décoction de salsepareille, avec de l'iodure de potassium et un électuaire de séné, tout le temps qu'il resta au lit. A l'exception d'une légère sensation de cuisson, au moment des deux premières selles, la douleur après la défécation cessa complètement. Au bout d'une semaine, j'appliquai sur l'ulcération du coton mouillé d'une faible solution de nitrate d'argent. Un mois après, le malade, complètement guéri, s'embarqua pour l'Australie, et j'ai entendu dire, depuis, qu'il avait continué à aller bien.

Ulcère chronique scrofuleux du rectum. — Difficulté de guérison.

Observation XX. — Un ministre protestant, âgé de 52 ans, homme grand et maigre, d'un teint pâle et d'un tempérament scrofuleux, souffrait d'une affection du rectum pour laquelle il me consulta en mars 1859. Il me dit qu'il avait d'abord remarqué, quatre mois auparavant, une certaine souffrance, au moment de la défécation, accompagnée parfois d'un écoulement de sang. Après un exercice violent, la souffrance augmentait et il était quelquefois tourmenté par un besoin urgent d'aller à la selle, surtout le matin et le soir. Il se plaignait aussi parfois de douleurs qui s'étendaient à la partie inférieure du rectum et parfois jusque dans la cuisse gauche. Le sang ne s'écoulait qu'en très petite quantité. La douleur survenait sans causes apparentes. Il avait déjà subi un traitement, mais sans en ressentir aucun soulagement

En examinant avec le doigt, je découvris bientôt un petit ulcère ovale, siégeant sur la partie postérieure et le côté gauche du rectum à un pouce (25 millimètres) environ de l'anus, au delà du sphincter. L'ulcération tout à fait superficielle avait à peu près un pouce de diamètre. A l'aide du spéculum, on voyait qu'elle présentait un aspect pâle, ce qui contrastait singulièrement avec la membrane muqueuse d'un rouge foncé qui était autour. Elle saignait facilement, même sous l'influence du léger contact d'une brosse de poils de chameau.

Je le condamnai au repos, dans la position allongée et je ne lui permis que de prendre de l'exercice en voiture. Je maintins les selles molles en lui administrant une cuillerée d'huile d'olives, une heure avant de se coucher, et j'appliquai une solution faible de nitrate d'argent deux ou trois fois par semaine, à l'aide du spéculum. En quinze jours, il y eut un grand progrès, la douleur avait diminué et cependant l'ulcération ne guérissait pas. J'appliquai le sulfate de cuivre en nature, je prescrivis une médication tonique et cependant l'ulcération resta stationnaire. Le malade commençait à se plaindre d'une douleur locale plus vive, s'irradiant le long de la cuisse et sa santé s'altérait.

M. Paget vit le cas avec moi en consultation et nous décidâmes d'appliquer sur l'ulcère du nitrare acide de mercure. Il en résulta une sensation de brûlure peu pénible. Le malade fut maintenu sévèrement au lit et pendant deux jours on empêcha les intestins d'entrer en action. Il y eut quelques légers progrès dans la guérison, mais comme l'ulcération n'était pas fermée au bout de quatre semaines, on réitéra l'application du caustique.

A l'aide de ce traitement, l'ulcération guérit enfin et le malade put retourner à la campagne, à ses occupations. Neuf mois après, il revint me voir pour un léger suintement sanguin et une douleur qui descendait le long de la cuisse droite. En l'examinant, je trouvai un petit ulcère superficiel ou plutôt une érosion en face de l'ancien ulcère. J'appliquai une solution de nitrate d'argent et à l'aide du repos, de l'eau régale et de l'huile de ricin, l'ulcération guérit, et depuis la guérison s'est maintenue.

Ulcération phagédénique du rectum guérie, mais suivie de rétrécissement du rectum après la cicatrisation.

Observation XXI. — Hannah L..., âgée de 21 ans, femme d'un marin, fut admise à l'hôpital de Londres, le 12 décembre 1860. Six semaines auparavant, elle avait ressenti une douleur constante à la partie inférieure du rectum, accompagnée d'un écoulement sanguin dans les selles. Les fécès étaient fréquentes, colorées en brun, visqueuses et accompagnées d'une souffrance très pénible. Elles contenaient toujours du sang soit liquide soit en caillots. Elle souffrait constamment, tantôt plus, tantôt moins et elle était plus à son aise dans son lit que debout. Son pouls était rapide et faible; son appétit mauvais et sa langue nette, mais les papilles en étaient irritées. Elle était pâle et anémique et avait une expression d'anxiété profonde. Elle portait au cou des cicatrices qui provenaient d'une affection scrofuleuse des glandes.

Elle raconta qu'elle avait été mariée depuis deux ans et que, depuis lors, elle n'avait été réglée qu'une ou deux fois sans pourtant avoir eu d'enfants. Elle était tourmentée par des hémorrhoïdes qui avaient saigné de temps en temps, depuis cinq ou six ans. Il y avait quelques marisques cutanées au pourtour de l'anus. En passant mon doigt, je découvris une ulcération étendue de l'intestin, qui présentait une surface irrégulière avec des parties dures et inégales, et d'autres extrêmement molles. Je retirai mon doigt teint de sang.

Je lui ordonnai de rester au lit et d'injecter, chaque matin dans l'intestin, une solution de nitrate d'argent (deux grains pour une once), de prendre, trois fois par jour un mélange de bismuth et de la solution de Battley, et de mettre chaque soir, un suppositoire de savon et d'opium.

Le 20 décembre, la douleur avait diminué, les intestins étaient moins relâchés et l'état général s'était amélioré.

Les suppositoires rendirent un grand service, en diminuant la douleur et en amenant le repos. Bientôt après, le sang cessa de se montrer dans les selles.

Au bout d'un mois de ce traitement, je trouvai à l'examen, la surface de l'intestin molle et douce, elle avait perdu sa sensibilité exagérée, mais je trouvai, à deux pouces (5 centimètres) environ de l'anus, un rétrécissement notable de l'intestin. Il provenait de la cicatrisation de l'ulcère et je le combattis en passant, de deux jours l'un, une bougie n° 8. J'administrai la solution de perchlorure de fer, au lieu du mélange de bismuth, et je lui permis de quitter son lit et de se promener dans le jardin de l'hôpital. Ce traitement fit disparaître le rétrécissement. Tout suintement muqueux cessa et la malade recouvra ses forces et sa santé, et je la regardais comme guérie, le 1er mars 1862.

Ulcération syphilitique du rectum guérie mais terminée par un rétrécissement de l'intestin.

Observation XXII. — E. G..., âgée de 29 ans, mariée sans avoir jamais eu d'enfants, fut admise à l'hôpital le 3 novembre 1857, pour un rétrécissement du rectum. Elle avait été séduite dans sa jeunesse, paraît-il, et elle avait mené depuis une vie irrégulière et avait contracté la syphilis. Plus tard, elle s'était mariée avec un marin.

Depuis deux ans, elle avait commencé à éprouver une gêne dans le rectum, et une souffrance pénible, au moment des efforts nécessaires pour expulser les matières; en même temps, il existait un suintement sanguinolent. Elle avait été admise à l'hôpital, dans mon service, en novembre 1856, et je considérais le cas, à cette époque, comme une ulcération syphilitique secondaire du rectum ; il n'y avait pas d'obstacle au passage des matières, mais la membrane muqueuse de la partie inférieure de l'intestin était ulcérée dans une grande étendue. Elle avait aussi des saillies douloureuses au front et aux deux tibias, avec d'autres signes certains de syphilis. Sa santé était en même temps très affaiblie.

Sous l'influence d'un traitement qui consistait principalement en une décoction de salsepareille, additionnée d'iodure de potassium, en préparations opiacées, en applications légèrement stimulantes sur l'ulcère du rectum, avec le repos au lit, la santé s'améliora beaucoup, les douleurs des os cessèrent; l'irritation et le suintement de la partie inférieure de l'intestin diminuèrent notablement. Les fécès étaient expulsées sans peine, et, à l'examen, je trouvai l'ulcère rectal en voie de guérison.

Son mari, revenu d'un voyage sur mer, l'envoya chercher; elle obtint son exeat sur sa demande, au mois de décembre suivant, après un séjour de six semaines à l'hôpital et fut admise au traitement externe.

Elle négligea cependant toute espèce de traitement et je n'entendis plus parler d'elle jusqu'au mois de novembre 1857, quand elle réclama de nouveau son admission pour des difficultés extrêmes, au moment de la défécation.

Elle avait, cependant, une apparence de santé meilleure qu'à sa sortie de l'hôpital, car elle avait gagné de l'embonpoint. Il y avait encore deux petites taches cuivrées sur la figure et quelques nodosités peu prononcées sur le péroné et sur le front; ces exostoses la faisaient quelquefois souffrir.

A l'examen, je trouvai, à peu près, à un travers de doigt et demi de l'anus, un rétrécissement du rectum extrêmement serré. L'ouverture était si étroite qu'elle ne pouvait admettre que la plus petite bougie rectale. Il y avait aussi une fistule complète de l'anus, au-dessus du rétrécissement, et un autre trajet fistuleux de trois pouces (7, 5 millimètres) environ de long, qui remontait entre le vagin et le rectum, s'ouvrait dans le premier, auprès de son orifice, mais sans communiquer avec l'intestin. Ce dernier trajet semblait se terminer par une extrémité en cul-de-sac.

Le traitement consista à administrer de petites doses d'huile de ricin, à passer une bougie chaque jour et à la garder une heure, puis à prendre une décoction de salsepareille additionnée de 5 grains d'iodure de potassium trois fois par jour, et à appliquer de la teinture d'iode sur les exostoses.

Peu de jours après son entrée, ses règles survinrent.

M. Ryott, qui faisait les pansements, augmenta peu à peu le calibre des bougies et parvint, le 24, à passer la bougie n° 4, mais avec un peu de peine et un léger écoulement sanguin. Le 27, elle put passer aisément sans amener aucun écoulement. J'avais l'intention d'opérer la petite fistule, mais le 2 décembre elle obtint l'autorisation de quitter l'hôpital pour toucher la moitié de la paye de son mari et elle ne revint pas; je l'ai depuis tout à fait perdue de vue.

Le bord de l'anus et la partie inférieure du rectum sont sujets à une forme rebelle d'ulcération qui envahit lentement les parties, jusqu'à ce qu'elle les ait détruites complètement. L'ulcère est superficiel et présente les mêmes caractères que l'ulcère qui attaque quelquefois la figure et est connu sous le nom d'ulcère phagédénique. Il est difficile de le guérir, et quand l'ulcération a disparu elle a une grande tendance à se reproduire; elle n'est cependant pas maligne, et il y a une absence d'induration qui permet de la distinguer du cancer épithélial. Le cas suivant qui est bien caractérisé s'est présenté récemment à mon observation.

Ulcère rebelle phagédénique de l'anus et du rectum.

OBSERVATION XXIII. — Un médecin fort âgé était tourmenté, depuis plusieurs années, par un ulcère rebelle de l'anus. Il guérit presque entièrement à deux reprises différentes, mais jamais complètement, et l'ulcération se reproduisit et s'étendit graduellement.

Quand il me consulta, je trouvai une large ulcération qui comprenant la peau et la membrane muqueuse d'un côté de l'anus, s'étendait très haut dans l'intestin et fournissait un pus épais.

Quelques-uns de ses collègues pensaient que cette affection rebelle était de nature maligne, mais il n'y avait pas d'induration, pas de certitude d'une affection organique et point de douleurs aiguës, lancinantes. Sous l'influence d'une application d'une solution de nitrate d'argent, du repos dans la position horizontale et d'une médication ferrugineuse, l'ulcération guérit presque complètement, sans rétrécissement. Mais le malade se négligea ensuite, l'ulcération revint et s'étendit jusqu'à former un immense ulcère qui continua à s'étendre pendant plusieurs mois jusqu'à sa mort, à l'âge de 81 ans.

CHAPITRE XII

RÉTRÉCISSEMENT DU RECTUM

Le rectum, comme les autres canaux muqueux, tels que l'œsophage et l'urèthre, est susceptible de rétrécissement par suite du resserrement de ses tuniques; ce qui constitue alors la maladie appelée : *rétrécissement du rectum*. Dans certains cas, la coarctation est limitée, à une faible hauteur et on l'appelle alors rétrécissement annulaire. Dans d'autres cas, au contraire, le resserrement peut comprendre une portion plus ou moins considérable des enveloppes de l'intestin.

A l'examen anatomique, on trouve la membrane muqueuse enflée, épaissie et congestionnée au niveau du rétrécissement. Cette membrane devient très adhérente et, quand elle est disséquée avec soin, on trouve que le tissu cellulaire sous-muqueux est fortement condensé. Il se transforme alors en une sorte de tissu fibreux compacte qui a parfois une étendue limitée, comme dans le rétrécissement annulaire, où il entoure complètement l'intestin. Il occupe une certaine longueur et se confond insensiblement, en haut et en bas, avec le tissu cellulaire sain, mais plus fréquemment peut-être, il forme une masse calleuse d'un à deux pouces (2 1/2 à 5 centimètres) de longueur. Cet épaississement est parfois limité à une partie de la circonférence du rectum, ou peut être plus développé d'un côté que de l'autre ; le canal est alors irrégulièrement rétréci et forme un coude brusque. D'autres fois, l'induration comprend la plus grande étendue, ou même la totalité du rectum.

Dans les cas de rétrécissement que j'ai examinés, le calibre du rectum se trouvait diminué à des degrés très différents.

Au musée du collège du Roi, on trouve une préparation sur laquelle on voit un épaississement considérable et une induration de toutes les tuniques du rectum, avec une hypertrophie de l'enveloppe musculaire et un rétrécissement étendu du canal intestinal.

Le péritoine qui entoure l'intestin rétréci conserve ordinairement sa structure et son apparence normale.

Certains auteurs ont décrit une forme de rétrécissement du rectum, produit par des brides qui s'étendraient en travers du rectum. Je suppose que ces brides ne sont autre chose que les replis normaux de la membrane muqueuse, qu'on aura supposé former obstacle au passage des matières.

Au-dessus du rétrécissement, le rectum est ordinairement dilaté et épaissi. Cet état résulte, non d'un relâchement de l'intestin, mais d'une hypertrophie générale de cet organe et surtout de la membrane musculaire dont les fibres deviennent très fortes et très distinctes les unes des autres.

La membrane muqueuse est rarement saine en ce point; elle est ordinairement tintée en rouge, par l'injection des capillaires, et présente des ulcères et des érosions dont la surface fournit, pendant la vie, un suintement purulent. Les ouvertures ulcérées peuvent conduire à des trajets fistuleux, qui s'étendent plus ou moins loin et s'ouvrent près de l'anus, ou même plus loin encore jusque dans la fesse.

Sur le cadavre d'une femme qui avait eu un rétrécissement complet du rectum, à un pouce (25 millimètres) de l'anus, avec un grand ulcère de l'intestin, au-dessus du rétrécissement, je trouvai une fistule qui communiquait avec le vagin.

Il peut n'y avoir dans l'intestin au-dessous du rétrécissement qu'une légère altération, mais il est ordinairement malade dans une certaine étendue. Souvent on trouve une ulcération diffuse de la membrane muqueuse et quelquefois des hémorrhoïdes ou une fistule complète à son siège ordinaire, c'est-à-dire au voisinage de l'anus. Les trajets fistuleux peuvent marcher dans des directions différentes, au milieu de ces tissus épaissis qui entourent la partie inférieure de l'intestin.

Les opinions des auteurs diffèrent touchant le siège ordinaire des rétrécissements du rectum. Cela varie, il est vrai, mais c'est ordinairement à la partie inférieure de l'ampoule rectale, à un pouce et demi (4 centimètres) à deux pouces (5 centimètres) au-dessus de l'anus, en un point très accessible au toucher.

Dans une statistique faite sous mes ordres, pendant ma pratique civile et hospitalière, sur 28 cas, j'en trouve 21 dans lesquels le rétrécissement existait au point indiqué plus haut. Deux étaient plus près de l'anus et cinq à une plus grande distance. Dans les trois derniers, le point rétréci était à l'endroit où l'S iliaque se termine dans le rectum, partie qui offre naturellement une légère diminution de calibre qui l'expose, comme on sait, au rétrécissement.

J'ai rencontré deux fois des rétrécissements bien marqués dans le rectum (observations XXIV et XXVII). Ces cas sont rares et sont ordinairement consécutifs à la dysentérie.

Les changements pathologiques qui déterminent les rétrécissements ont pour origine l'inflammation chronique du tissu aréolaire muqueux et sous-muqueux du rectum qui est tantôt limitée ou occupe, au contraire, la plus grande partie de l'intestin.

Il est souvent impossible de déterminer exactement l'étiologie réelle dans tel ou tel cas particulier; mais cet organe est exposé à un grand nombre de causes d'irritation, telles que les sécrétions âcres et nuisibles, le séjour et le passage de fécès durcies, les lésions produites par des corps étrangers, les arêtes de poissons, le trouble qu'amènent la contraction musculaire exagérée du ténesme, ou des défécations difficiles, aussi n'est-il pas surprenant de voir arriver une inflammation chronique des enveloppes pouvant déterminer un rétrécissement.

Les femmes, chez qui cette maladie est beaucoup plus commune que chez les hommes, invoquent souvent comme cause de leur affection un accouchement difficile qui peut certainement produire sur l'intestin des lésions qui, plus tard, dégénèrent en une affection chronique.

Dans la statistique de 28 cas dont il a déjà été question tout à l'heure, il y a 20 femmes ; chez 9 d'entre elles, la maladie avait débuté pendant l'accouchement, pendant lequel se produisirent des lésions de l'intestin.

Dans un cas de rétrécissement complet de la partie inférieure du rectum observé chez une femme qui s'était confiée à mes soins à l'hôpital de Londres, la maladie reconnaissait pour cause une lésion produite dans cette partie par un violent coup de pied que la malade avait reçu quatre ans auparavant.

A la page 147, je raconte l'histoire d'une jeune fille âgée de 14 ans, qui eut un rétrécissement du rectum produit par une chute sur le bouton de cuivre d'un podomètre.

On voit, à l'hôpital Saint-Barthélemy, une préparation très curieuse prise sur un enfant de 5 ans. Dix mois avant sa mort, dans l'effort qu'on fit pour lui administrer un lavement, la canule traversa la cloison recto-vaginale. A la suite de cette lésion, on trouva une petite dépression dans la paroi vaginale et une cicatrice longue, pâle et irrégulière sur les parois rectales. Près de cette cicatrice, il y avait des traces de petits ulcères de la muqueuse rectale arrivés à la guérison. Juste au-dessous de la cicatrice, à une distance d'à peu près un pouce de l'anus, le calibre du rectum n'a plus qu'un diamètre d'un huitième de pouce (3 millimètres) et les tissus voisins sont indurés. Au-dessus de ce rétrécissement, l'intestin est largement dilaté. Les rétrécissements du rectum sont généralement produits, ainsi que je l'ai montré, par une inflammation chronique du tissu aréolaire sous-muqueux, sans qu'il y ait de lésion de la surface de la muqueuse. Cependant, elles ont parfois une autre cause, la rétraction consécutive à la guérison des ulcères ou des plaies de l'intestin, et je crois que cette dernière cause intervient à leur origine plus souvent qu'on ne le pense généralement.

Cette ulcération du rectum est une affection commune, ainsi que je l'ai établi dans le chapitre précédent, et on pourrait croire que des ulcères de la muqueuse d'une étendue et d'une profondeur considérable seront plus capables de produire une contraction plus ou moins grande, comme nous l'observons pour la réparation des pertes de substances de la peau. Cependant un ulcère superficiel du canal alimentaire, ou même s'étendant à toute l'épaisseur de la membrane muqueuse, arrive souvent à guérir, sans donner lieu à aucun rétrécissement.

Cela se voit parfaitement, à la suite de la cicatrisation des ulcères de la fièvre typhoïde, dans lesquels l'enveloppe musculaire forme le fond de l'ulcère. J'ai aussi observé dans l'estomac la guérison des ulcères sans brides et sans rétrécissement.

Après les atteintes de dysentérie, des ulcères très étendus du côlon guérissent quelquefois de la même manière.

Mais dans d'autres formes de la dysentérie, l'ulcération peut envahir les parties profondes, détruire le tissu musculaire et atteindre le tissu cellulaire fibreux sous-jacent. Quand cela arrive, les parties voisines sont rejetées en dedans par le processus cicatriciel et viennent fermer l'ouverture; le calibre de l'intestin est alors diminué. Cruveilhier a rapporté deux cas d'ulcère chronique du rectum, dans lesquels le rétrécissement consécutif à un ulcère chronique du rectum avait été tel, que la mort en avait été le résultat.

Ulcération du rectum consécutive à la dysentérie chronique terminée par un double rétrécissement de l'ampoule rectale.

Observation XXIV. — W. H..., âgé de 31 ans, marin au service de Sa Majesté, fut admis à l'hôpital de Londres, le 16 juillet 1857, après avoir obtenu un congé comme invalide. Il avait servi dans la mer Noire et en Crimée pendant la guerre de Russie l'année précédente et il y avait été exposé aux intempéries extérieures; à certains moments même, il avait été dans l'impossibilité de se procurer une nourriture saine et suffisante.

A la suite de ces privations, il eut à souffrir sérieusement de la dysentérie. Il guérit en partie de cette attaque, mais il ne recouvra pas sa santé habituelle, ses intestins ne fonctionnèrent jamais d'une façon satisfaisante ; ses selles étaient glaireuses et d'un très petit volume, et elles ne passaient qu'avec des efforts et des souffrances inouïes, et il était constamment obligé de prendre une médecine laxative. Son teint était clair, mais il était très faible et très émacié.

Un examen attentif me fit découvrir une petite fistule près de l'anus, et je trouvai l'intérieur du rectum irrégulier et entamé par places, par une ulcération qui remontait à quelque distance dans l'intérieur du gros intestin. A peu près à un pouce et demi (4 centimètres) de l'anus, il y avait un rétrécissement notable de l'ampoule rectale qui n'était ni très étroite ni très dure et probablement de formation récente. L'extrémité de l'index pouvait aisément y passer.

Persuadé que toute trace de maladie aiguë de l'intestin avait disparu et que le rétrécissement était la conséquence du processus cicatriciel de l'ulcère, je mis le patient à un régime fortifiant, lui ordonnai de prendre de petites doses d'huile de ricin pour amollir les selles, puis je lui prescrivis une infusion amère additionnée de quelques gouttes d'eau régale. Je commençai en même temps l'usage des bougies, en introduisant d'abord un instrument de petit volume et je montrai à celui qui faisait le pansement à en passer une tous les deux jours, en prenant graduellement des bougies de plus en plus grosses. La fistule fut opérée par incision et la plaie guérit bientôt. Un rétrécissement de l'urèthre fut aussi dilaté jusqu'à ce qu'il put admettre une bougie n° 8.

Dans le mois d'août le panseur eut de la peine et de la difficulté à passer le cathéter de l'urèthre et un abcès se forma dans le périnée. Il fut ouvert et la plaie guérit très rapidement. En septembre je quittai Londres et à mon retour, à la fin du mois, je trouvai que mon malade avait continué à gagner en force, en embonpoint et en santé, et qu'il souffrait très peu de son rectum. La bougie fut encore introduite de temps à autre. Bientôt, en octobre, j'observai que les selles diminuaient de volume, que le malade était obligé de faire des efforts au moment du passage et qu'il avait des besoins fréquents d'aller à la garde-robe. J'appris au panseur à introduire un long tube et à donner une injection.

Dans cette manœuvre, il découvrit un rétrécissemement considérable au-dessus du premier et appela mon attention sur ce fait.

A l'examen, je trouvai le rétrécissement inférieur presque guéri, mais, à la limite du point que mon doigt pouvait atteindre, je trouvai un rétrécissement distinct du premier, la membrane muqueuse s'était ramollie et faisait défaut dans une certaine étendue. Comme il y avait encore un suintement visqueux qui provenait évidemment d'une ulcération non encore guérie, je fis préparer une injection de nitrate d'argent (deux grains pour une once) avec laquelle on fit des injections tous les deux jours. On la fit deux ou trois fois, mais, malheureusement, à ce moment, l'état du malade empira pour une cause indépendante de la maladie du rectum.

Il paraît que depuis l'abcès du périnée, le rétrécissement de l'urèthre, s'était aggravé et que le malade souffrait d'une irritation du canal urinaire et ne pissait que par un jet excessivement fin.

Il était extrêmement pusillanime et refusait de laisser l'interne ou l'infirmier lui passer des instruments. Avant son entrée à l'hôpital il avait été habitué à se les introduire lui-même et l'infirmier lui permit de le faire.

Après s'être servi d'une sonde de petit volume il fut pris d'une péritonite aiguë qui se termina par la mort, le 2 novembre.

A l'examen cadavérique, on trouva les lésions ordinaires de la péritonite et un abcès dans le tissu cellulaire du bassin qui communiquait avec une fistule uréthrale. Il y avait un rétrécissement à la région bulbeuse de l'urèthre et la membrane muqueuse avoisinante était largement déchirée.

Dans le rectum, il y avait deux ulcères distincts et deux rétrécissements. L'ulcère supérieur avait à peu près trois pouces et demi (9 centimètres) de long et se trouvait placé à l'extrémité de l'S iliaque du côlon, au commencement du rectum. Le plus bas, moins étendu, occupait la partie terminale du rectum; il était irrégulier de forme, mais très étroit, sa largeur variait d'un pouce à un pouce et demi (2 1/2 à 3 centimètres) et il s'étendait comme une bande étroite à une hauteur de deux pouces (4 centimètres) environ dans le canal.

La différence de coloration des ulcères et de la membrane muqueuse saine était très marquée ; les premiers avaient une couleur ardoisée foncée ; la dernière, une coloration rosée.

Les bords des deux ulcères se rejoignaient par place, étaient taillés en biseaux sur le fond de l'ulcère, qui était entouré d'une masse de tissu dense induré et rétréci qui indiquait un commencement de réparation partielle.

Dans d'autres points, les bords de l'ulcère étaient irréguliers et décollés. Les fibres musculaires du rectum se trouvaient dénudées en certains points et très accessibles à la vue, surtout dans l'ulcère inférieur. Le côlon, à environ huit pouces (19 centimètres) au-dessus du rétrécissement supérieur, fut trouvé tout à fait sain à l'examen que nous en fîmes.

Les pathologistes qui ont observé la dysentérie dans les pays chauds ont parlé de rétrécissement dans les différentes portions du gros intestin; cependant cette maladie est, sans aucun doute, une des causes ordinaires des rétrécissements du rectum (1). Sir James Annesly et sir Ranald Martin ont montré clairement la rareté du rétrécissement du rectum consécutif à la dysentérie, en publiant les observations qu'ils ont faites à Dreadnought hospital, où les cas de dysentérie chronique sont extrêmement fréquents.

Le rétrécissement du rectum est une maladie de l'âge moyen. J'ai déjà parlé du cas d'une petite fille de 5 ans

(1) Le Dr Macpherson, dans cinquante autopsies qu'il a faites à la suite de la dysentérie à l'hôpital Général de Calcuta, a trouvé un rétrécissement du côlon et une fois le cæcum était complètement fermé, mais il ne parle pas de rétrécissement du rectum.

qui avait un rétrécissement à la suite d'une lésion du rectum, mais cela est extrêmement rare chez les enfants. Bush observa la maladie chez un garçon de 9 ans, et quelques années auparavant une petite fille de 11 ans mourut à l'hôpital de Londres, d'un rétrécissement et d'une ulcération du rectum dont je n'ai pas été à même de prendre l'observation.

L'observation XXVI est celle d'une petite fille âgée de 13 ans, qui avait souffert d'un rétrécissement du rectum depuis quatre ans, c'est-à-dire depuis l'âge de 9 ans. C'est l'âge le plus jeune où j'ai rencontré cette maladie.

Cette affection est rare aussi chez les gens âgés. La plupart des cas que j'ai observés se sont rencontrés entre 20 et 50 ans. Dans le tableau de mes 28 cas dont j'ai déjà parlé, 26 se trouvaient entre ces deux limites. Deux étaient plus âgés, l'un avait 52 ans, l'autre 76.

Les premiers symptômes du rétrécissement sont ordinairement une constipation habituelle, accompagnée d'une défécation difficile quand les fécès sont solides. Cette difficulté est aisément vaincue par un purgatif. La nature de la maladie n'est pas ordinairement soupçonnée à cette première période. A mesure que la contraction augmente, la constipation cède plus difficilement et le malade prend l'habitude de ne vider son rectum qu'avec de grands efforts. Les fécès n'ont qu'un petit calibre et ne sont rejetées qu'à l'état de petites boulettes (1). La surface mu-

(1) Je ne parle pas de la description des fécès très petits, ou aplatis comme des rubans, ou contournés diversement que certains écrivains indiquent comme caractéristiques du rétrécissement, car je n'attache pas une grande importance à ces différences. Quand les intestins sont irritables et qu'ils se vident fréquemment, les personnes dont le rectum est sain rendent des fécès très petits et diversement contournés. Un sphincter irritable influe aussi sur la forme et le volume des selles. De plus, il n'y a pas lieu d'attacher une grande importance à un symptôme incertain quand l'examen des parties peut si facilement déterminer exactement la disposition de l'organe.

queuse irritée par le trouble des fonctions du rectum s'enflamme et s'excorie. Cela rend la défécation douloureuse et amène une sensation de brûlure qui dure une heure, ou plus après la garde-robe.

On remarque aussi une sécrétion de mucosités brunes et visqueuses qui s'échappent en même temps que les selles et salissent le linge.

Les gaz développés dans les intestins ne s'échappent qu'avec peine et amènent un météorisme de l'abdomen prononcé surtout sur le trajet du côlon descendant, et le malade fait des efforts pénibles pour se soulager. Les intestins restent souvent constipés pendant plusieurs jours, puis, à cet état succède une diarrhée muqueuse, soit spontanée, et excitée par l'amas des matières fécales, soit provoquée par un purgatif énergique ; les fécès se ramolissent et le malade peut alors se débarrasser des matières accumulées dans le rectum; mais le passage ne s'effectue pas sans douleur.

Dans d'autres cas, le malade est fatigué par des évacuations fréquentes, fluides, composées chaque fois d'une petite quantité de matières. Puis, à mesure que la maladie fait des progrès, et que la membrane muqueuse s'ulcère, les selles deviennent purulentes et sanguinolentes, les souffrances augmentent beaucoup, et les malades comparent quelquefois le passage des matières à celui de l'eau bouillante qui traverserait le rectum.

A cette période, la douleur remonte quelquefois jusque dans le sacrum. Les selles sont parfois assez abondantes pour tromper le praticien, le rétrécissement est méconnu, et la maladie est traitée comme une diarrhée chronique. Souvent, un fluide visqueux s'échappe le matin, quand le malade se lève, ou bien quand il tousse et qu'il éternue.

Cette ulcération produit souvent un abcès, et même une stule, car le pus fécaloïde tend à se frayer un passage au dehors; il passe à travers l'ulcère, fuse dans le tissu cellulaire voisin, y produit de l'inflammation et de la suppuration. La fistule à l'anus et les trajets fistuleux à travers les fesses ou les grandes lèvres compliquent souvent le rétrécissement du rectum, surtout quand le cas est très ancien.

L'appétit est généralement conservé, et même la santé générale n'est que peu altérée pendant un temps qui peut parfois être très long. Cette maladie a une marche essentiellement chronique, et tant que le passage des matières s'effectue, quoique avec difficulté, le malade continue à faire ses affaires, tout en souffrant plus ou moins à certains moments. Il est vraiment surprenant de voir la santé générale se maintenir pendant une longue période de temps, même dans le cas de rétrécissement considérable du rectum. Cependant le dérangement des fonctions digestives, l'irritation que la maladie entretient, les selles pénibles finissent avec le temps par miner la constitution et amener des symptômes d'hecticité. A la fin, l'appétit diminue, la soif devient vive, l'émaciation se produit, il y a des transpirations nocturnes abondantes, et le rétrécissement devient directement ou indirectement la cause de la mort.

La terminaison fatale survient plus tôt encore, quand des fécès durcies ou quelques corps étrangers, viennent obstruer le passage et occasionner tous les symptômes ordinaires de l'étranglement interne, et la mort du malade arrive après plusieurs jours de constipation. Je me rappelle plusieurs cas dans lesquels des symptômes de ce genre m'amenèrent à découvrir la nature de la maladie.

Chez les malades dont les fécès sont ordinairement molles, le rétrécissement peut faire des progrès considérables, sans que l'attention soit éveillée sur l'existence d'une si grave maladie. Le malade peut être sujet, pendant des mois, à une constipation accidentelle, à un dérangement fréquent d'intestin avec des fécès de petit volume, sans éprouver d'autres inconvénients, jusqu'à ce qu'un obstacle imprévu et l'examen du rectum révèlent la présence d'un rétrécissement sérieux.

La douleur, dans le rétrécissement du rectum, dépend beaucoup de l'état de la membrane muqueuse. Quand elle s'ulcère de bonne heure, il y a généralement plus de douleur ; et quand la maladie fait des progrès, on éprouve beaucoup plus de difficulté à instituer le traitement nécessaire.

Les symptômes de rétrécissement confirmé du rectum sont si nettement dessinés, que le chirurgien peut ordinairement diagnostiquer exactement la nature de la maladie : il est nécessaire cependant de faire un examen à l'aide du doigt. En regardant l'anus, on voit de petites excroissances aplaties, sur le bord surtout, quand le rétrécissement est situé près de l'orifice externe. Ces tumeurs cutanées ressemblent à des hémorrhoïdes externes flétries, mais elles sont d'une couleur plus rouge et maintenues constamment humides par un léger écoulement issu du canal intestinal. Ces tumeurs proviennent de l'irritation continuelle que cause ce suintement. On introduit avec douceur et précaution le doigt bien graissé dans le rectum, et il se trouve arrêté bientôt au passage, par le rétrécissement, et l'extrémité étroite du doigt peut seule pénétrer dans la partie.

Si le rétrécissement est un peu récent et n'est pas d'un calibre trop étroit, le chirurgien peut le dilater graduellement et, par une pression douce et continue du doigt, pénétrer dans le rétrécissement et examiner ainsi toute son étendue. Si le doigt rencontre une grande résistance, le malade souffre beaucoup, et il ne faut pas risquer de forcer l'obstacle; il faut se contenter de s'assurer du siège et du degré de la coarctation. Dans les rétrécissements de la partie supérieure de l'intestin, la partie inférieure du rectum se trouve tout à fait saine, mais elle est souvent dilatée en forme de sac, et les fécès n'en sont que difficilement expulsées.

Dans un grand nombre de cas, la surface interne du rectum est abondamment garnie de petites excroissances qui proviennent d'hypertrophies partielles ou de tumeurs irrégulières de la surface ou de plis de la membrane muqueuse. La sensation qu'éprouve le doigt passé dans le rectum est caractéristique; le chirurgien perçoit la présence d'un certain membre d'éminences plus ou moins dures, doublées d'un épaississement de la surface. Quand ces excroissances sont nombreuses, elles paraissent rétrécir un peu le canal, au-dessous de l'obstacle principal. Ces excroissances sont situées plus loin de l'orifice que dans les cas ordinaires, et généralement à une distance de trois pouces (8 centimètres). Ces tumeurs rouges et aplaties qui ressemblent à des hémorrhoïdes externes rétrécies se trouvent presque toujours renversées vers la marge de l'anus.

Les modifications de la membrane muqueuse que nous venons de décrire plus haut peuvent, dit-on, survenir sans qu'il y ait de rétrécissement. Je n'ai, pour ma part, rencontré aucun cas semblable.

Cette maladie est invariablement accompagnée d'un suintement abondant de pus et de matière visqueuse mélangée de sang. Il y a non seulement un ténesme douloureux avant chaque évacuation des fécès, mais encore un besoin fréquent et impérieux de rendre le pus visqueux et le mucus qui s'accumule dans l'intestin. Ces besoins étaient si fréquents et si impérieux chez un monsieur que je soignais, qu'il lui était impossible d'aller en société, de monter en voiture publique ou de voyager en chemin de fer.

Sir B. Brodie (1) et M. Colles, de Dublin (2), regardent les végétations qui accompagnent le rétrécissement comme une forme particulière de la maladie. Desault suppose qu'elles ont une origine syphilitique. M. Gosselin (3) leur a aussi trouvé un caractère syphilitique dans un article publié dans un journal, en s'appuyant sur l'observation de 12 cas qui appartiennent tous à des femmes de mauvaise vie (4). Sans regarder, dans ces cas, la maladie du rectum, comme spécifique ou comme une conséquence éloignée de la syphilis, il considère néanmoins le rétrécissement et les végétations qui siègent sur la membrane muqueuse, comme le résultat d'une propagation de l'inflammation développée près de l'anus et dans le rectum, sous l'influence de cette première maladie (*a*).

(1) *Gazette médicale de Londres*, vol. XVI.

(2) Dublin, *Journal trimestriel des sciences médicales*, febr. 1854.

(3) *Archives générales de médecine*, déc. 1854.

(4) M. Colles donne une statistique de seize cas et il est à remarquer que trois étaient des hommes.

(*a*) M. Gosselin considère le rétrécissement comme une suite plus ou moins tardive du chancre anal et aussi bien du chancre non infectant que du chancre infectant. A côté du chancre, c'est-à-dire à l'anus se développent d'abord les condylomes, productions papillaires d'apparence hémorrhoïdaire. Un peu plus tard survient la rectite par propagation de l'inflammation partie du chancre anal, puis le rétrécissement, puis la grande ulcération au-dessus de ce dernier. La conséquence principale de ces notions est qu'en joignant bien et guérissant le plus vite possible les chancres de l'anus, on préserve le malade du rétrécissement, maladie toujours difficile si non impossible de guérir radicalement.

(*Note du traducteur.*)

Dans le seul cas que j'ai pu observer où le rétrécissement était accompagné de ces excroissances de la membrane muqueuse, il n'y avait aucune trace de syphilis constitutionnelle ni aucune modification du rectum qui pût être causée par une maladie spécifique.

Cette disposition du rectum est très nettement marquée, dans les observations XXVI et XXVII, dans lesquelles la maladie n'est certainement pas d'origine syphilitique. Je crois que cet état du rectum dépend d'une inflammation chronique de la membrane muqueuse qui donne lieu à une sécrétion abondante d'un liquide mucoso-purulent, venant de la partie inférieure de l'intestin ; état assez analogue à celui de la cystite chronique.

L'inflammation et la suppuration amènent la production des hémorrhoïdes externes, la formation des excroissances et des hypertrophies de la membrane muqueuse, et plus tard, quand l'inflammation se propage au tissu sous-muqueux, le rétrécissement peut se produire en dernier lieu ; cependant le rétrécissement n'est pas nécessairement le résultat de ce processus. Le passage du pus dans le tissu cellulaire suffit probablement à produire des modifications de la membrane muqueuse, et le seul passage de ce pus est quelquefois la cause unique du rétrécissement.

Il est très difficile, chez certains sujets, de découvrir les rétrécissements qui remontent très haut dans le rectum. Sur un malade chez lequel je soupçonnais l'existence d'un rétrécissement, je pus explorer l'intestin au moyen d'un instrument flexible : quand on introduit une bougie ordinaire dans le rectum, elle se trouve généralement arrêtée à son passage sur le promontoire du sacrum, et un chirurgien inexpérimenté peut diagnostiquer à tort l'existence d'un rétrécissement. Quand le passage est libre, on peut toujours introduire jusque dans le côlon une sonde de gomme élastique d'un calibre un peu fort. La pointe peut buter sur le sacrum ou s'arrêter dans un des plis de l'intestin; mais, si on injecte par la sonde un liquide chaud, de l'eau, du thé, ou de l'eau de graine de lin, lancé vigoureusement, le passage s'ouvre et permet l'introduction facile de l'instrument.

Dans les rétrécissements, le malade n'éprouve de douleurs, qu'au moment où l'instrument traverse le point rétréci, mais les instruments flexibles s'arrêtent ou ne passent qu'avec une certaine difficulté.

Il arrive quelquefois que le poids des fécès accumulées au-dessus du rétrécissement, surtout quand on examine le malade debout, joints aux efforts violents auxquels il se livre, fassent descendre la partie rétrécie assez bas, pour qu'elle puisse être atteinte par le bout du doigt introduit dans le rectum. Cette descente produit une légère invagination du rectum.

Je soignai, à l'hôpital de Londres, en 1850, un homme qui avait un rétrécissement qui présentait cette disposition. Ce cas était remarquable par la dilatation énorme que l'intestin avait acquis au-dessous du rétrécissement. Le doigt semblait entrer dans un sac très spacieux, au fond duquel on sentait l'orifice rétréci, sous l'apparence d'une légère saillie.

En examinant les rétrécissements, le chirurgien doit se souvenir que le rectum peut être comprimé et même obstrué, à la suite de la maladie d'un organe voisin, telle qu'une hypertrophie ou un déplacement de l'utérus, une tumeur fibreuse du même organe, une tumeur ovarique, une hématocèle du bassin, une hypertrophie considérable de la prostate ou une tumeur hydatique placée entre le rectum et la vessie.

Dans ma longue pratique, j'ai eu à examiner des cas provenant de l'une ou de l'autre de ces causes et j'ai eu, en particulier, l'occasion de faire la ponction d'une tumeur ovarienne et, une autre fois, d'une hématocèle du petit bassin, à travers le rectum, pour rétablir le passage des matières.

J'ai aussi soigné une femme dont le rectum était si aplati par une énorme tumeur (probablement une tumeur fibreuse de l'utérus), qu'elle ne pouvait rendre aucune matière solide. Les intestins ne pouvaient se vider complètement que lorsque les fécès étaient rendues liquides au moyen d'un purgatif.

On a rapporté plusieurs observations dans lesquelles on s'est longtemps servi de bougies, pour guérir un rétrécissement que l'on croyait siéger dans le rectum et qu'on reconnut plus tard être produit par la compresssion de tumeurs extérieures aux tuniques de l'intestin, et d'autres cas, dans lesquels un utérus en rétroversion ou en rétroflexion fut pris pour une tumeur des parois de l'intestin. Bon nombre de ces cas ont été observés par moi, dans ma pratique particulière.

Le rectum peut aussi être obstrué ou par un véritable lipome ou par une infiltration graisseuse des enveloppes de l'intestin. C'est un cas très rare. On en trouve un exemple dans le musée de l'hôpital Saint-Thomas, et M. Worthington a rapporté un cas semblable dans les Transactions pathologiques. Au musée de l'hôpital de Londres, on voit une grosse tumeur fibro-graisseuse, développée en dehors du rectum, fermer complètement le passage des matières.

Traitement. — La principale indication du traitement du rétrécissement du rectum est de combattre l'induration chronique et de dilater suffisamment la partie contractée, pour rendre aux fécès un libre passage. La dilatation du rétrécissement s'obtient par un moyen mécanique : le passage des bougies. Ces bougies ont une forme légèrement conique et sont fabriquées avec divers matériaux, le plus souvent la cire ou la gomme élastique.

Les bougies de cire qui sont plus douces conviennent surtout aux rétrécissements douloureux; mais comme elles ne peuvent servir qu'une fois et qu'elles ont peu d'effet sur les rétrécissements un peu résistants, je ne les trouve pas aussi convenables que les bougies en gomme, qui sont bien meilleures et s'appliquent à tous les cas. Comme elles sont très polies, elles glissent facilement à travers l'ouverture et présentent une résistance considérable aux rétrécissements les plus indurés.

Avant d'employer un instrument, il faut bien débarrasser l'intestin par un purgatif ou un lavement.

Le malade se couche sur le côté gauche, les membres fléchis sur le tronc. Après avoir reconnu à l'aide d'un toucher attentif, le caractère et la résistance du rétrécissement, on choisit une bougie de gomme élastique d'un calibre assez petit pour passer aisément sans donner aucune résistance. Puis, après l'avoir bien graissée, on la passe doucement à travers le rétrécissement et on la maintient dans le sphincter, pendant cinq, dix ou quinze minutes, suivant la nature du rétrécissement.

On renouvelle l'opération, dès que l'irritation produite par l'instrument est apaisée, c'est-à-dire environ tous les trois ou quatre jours, et l'on augmente le calibre de l'instrument, suivant l'effet obtenu dans les séances précédentes. Il faut toujours agir graduellement, car la dilatation forcée peut produire une inflammation des enveloppes du rectum et aggraver la maladie. On a vu l'inflammation produite ainsi par une bougie s'étendre même jusqu'au péritoine.

Le traitement par la dilatation doit être continué, non seulement jusqu'à ce qu'une bougie ordinaire, de moyen calibre, puisse être introduite aisément et que les fécès puissent sortir avec leur volume normal, mais encore il faut, pendant les semaines et les mois qui suivent, passer une bougie de temps en temps, afin d'empêcher toute espèce de retour du rétrécissement et d'obtenir, s'il est possible, une reconstitution permanente du canal.

On peut, par la dilatation forcée, vaincre un rétrécissement infranchissable du rectum. J'emploie, à cet effet, des bougies faites d'éponge sèche comprimée et recouvertes d'axonge. J'introduis la bougie ainsi préparée dans le rétrécissement, l'axonge fond lentement, l'éponge absorbe l'humidité, se gonfle graduellement et dilate le point rétréci avec lenteur, mais avec une grande efficacité.

On peut faire à ce traitement l'objection suivante : la partie de l'éponge située au-dessus du rétrécissement se gonfle davantage et quand on veut la retirer on est obligé d'employer une certaine force pour la faire passer à travers le point rétréci et le malade éprouve une sensation de déchirure.

Dans ces dernières années, j'ai employé dans les cas difficiles, des bougies de laminaria digitata ou d'herbes marines tressées qui dilatent très bien le rétrécissement et qui s'enlèvent ensuite sans aucune difficulté. On attache la petite bougie avec un ruban pour pouvoir la retirer aisément et on la laisse en place ; elle se gonfle bientôt, dilate le rétrécissement et on peut l'enlever au bout de vingt à vingt-quatre heures. Je fais prendre en même temps un narcotique pour diminuer la douleur que cause la bougie pendant son séjour. Il est nécessaire ensuite d'introduire des bougies ordinaires. On a construit plusieurs instruments ingénieux pour pratiquer la dilatation forcée, mais ils ont un grand nombre d'inconvénients.

Avec quelques-uns, on court grand risque, en fermant les branches de l'instrument de pincer les colonnes saillantes de la membrane muqueuse et de les déchirer en retirant l'instrument, et avec les autres, la dilatation est inégale.

On a fait aussi d'ingénieuses inventions pour dilater les rétrécissements, au moyen de la pression hydraulique et ce moyen permet d'agir avec une force considérable.

Dans un cas qui s'est présenté à ma connaissance, le chirurgien ne se rendant pas compte de la pression qu'il exerçait ainsi, poussa la dilatation jusqu'à faire éclater l'intestin, et le malade mourut bien entendu de péritonite (*a*).

Quand le rectum est contracté et malade, il ne peut supporter la dilatation forcée, il en résulte bien vite des ulcérations et des inflammations qui aggravent sérieusement les symptômes du rétrécissement.

Dans les cas de rétrécissements organiques denses et étroits qui résistent à l'action des bougies, on facilite

(*a*) Monsieur Delens (Dict. Dechambre, article Rectum) parle d'un instrument fort simple destiné à dilater le rectum. Il se compose d'une sonde uréthrale ordinaire sur laquelle est fixé, près de la pointe, un manchon en caoutchouc de manière que les deux extrémités du manchon comprennent entre elles l'œil ou les yeux de la sonde; un tube de caoutchouc est fixé à la sonde et plonge en faisant syphon dans un vase rempli d'eau.

Lorsque le tube de caoutchouc, la sonde et le manchon de caoutchouc sont remplis d'eau, on comprend qu'il suffise de faire varier la pression intérieure qui s'exerce sur les parois de la poche pour la dilater. On introduit la sonde et le manchon dégonflé dans le rétrécissement en plaçant par terre le vase rempli d'eau. Une fois l'instrument en place on élève le vase et il s'exerce une pression lente. Monsieur Guyon, à l'hôpital Necker, s'est servi de cet instrument et le malade supportait difficilement la pression quand la hauteur de la colonne d'eau dépassait un mètre.

(*Note du traducteur.*)

beaucoup la dilatation au moyen des incisions, comme dans les cas décrits plus haut.

Quelques chirurgiens recommandent de faire cette opération, au moyen du bistouri caché, mais je préfère me servir d'un bistouri droit boutonné que j'introduis à plat sur le doigt pour le faire ainsi passer à travers le rétrécissement, puis je tourne son tranchant vers la coarctation pour pratiquer l'incision.

Il est d'usage de ne faire qu'une incision, à la partie postérieure du rectum vers le sacrum, mais je trouve plus avantageux de faire trois ou quatre sections superficielles en différents points de l'anneau rétréci, plutôt que de pratiquer une seule incision plus profonde.

Pour arrêter les hémorrhagies et panser les parties incisées, on emploie un tampon de lint ou de coton mouillé qu'on introduit dans le point rétréci immédiatement après l'opération et qu'on maintient en place pendant quelques heures ; le jour suivant, on essaie d'une douce dilatation. Je n'ai jamais rencontré d'hémorrhagie sérieuse après cette opération. Il est très rare qu'un vaisseau de quelque importance rampe directement sous la membrane muqueuse, quand il y a un rétrécissement induré.

M. Mayo cependant opéra un rétrécissement situé à trois pouces (sept centimètres et demi) de l'anus, par une incision dirigée vers le sacrum. L'opération fut suivie, quelques heures après, d'une hémorrhagie sérieuse qui fut arrêtée par l'introduction d'une compresse de charpie imbibée d'une forte solution astringente.

Une incision profonde peut non seulement amener une hémorrhagie difficile à arrêter, mais aussi, favoriser la formation d'abcès ou de fistules laissant passer du pus fécaloïde dans le tissu cellulaire qui avoisine le rectum. Ce fait qui est arrivé plusieurs fois après l'opération a certainement augmenté les difficultés inhérentes à la maladie et les souffrances des malades.

J'ai examiné un cas de rétrécissement dans lequel le chirurgien avait été amené à faire une incision profonde à la partie postérieure. La malade, une femme, mourut au bout d'une semaine, et à l'examen cadavérique, je trouvai un long trajet fistuleux qui contenait du pus fécaloïde. Ce trajet s'étendait depuis le côté droit de la plaie jusqu'à une étendue de six pouces (quinze centimètres) et se terminait sous le péritoine, au niveau du ligament large de l'utérus. Il y avait des signes évidents de péritonite dans la cavité pelvienne.

Dans un autre cas de rétrécissement étroit, chez une femme d'environ quarante ans, les incisions avaient été peu profondes et cependant la mort survint à la suite d'une inflammation diffuse et d'une péritonite du petit bassin ; on découvrit, partant du péritoine, un trajet fistuleux dont un des orifices communiquait avec le rectum : cette ouverture avait été certainement faite pendant l'opération dans le tissu cellulaire situé en arrière de l'intestin. Ce tissu était infiltré de sérosité.

Quand on est forcé d'avoir recours à ces incisions, il faut les pratiquer avec le plus grand soin. Les incisions longues et profondes ne peuvent pas être faites sans danger et je me rappelle un cas, dans lequel trois légères scarifications provoquèrent un large abcès, à la partie postérieure du rectum qui vint s'ouvrir dans l'intestin au-dessus du rétrécissement. Un suintement purulent continuel persista pendant plusieurs mois.

Depuis ces dernières années, j'emploie des bougies de laminaria et j'ai presque renoncé à l'usage des incisions.

Dans les cas de rétrécissement à l'union du côlon et du rectum, quand il n'y a ni descente, ni prolapsus, on peut avoir quelques indices sur le siège du rétrécissement, en introduisant un tube flexible, car il s'arrête, après avoir parcouru une certaine distance ou il se courbe en traversant ce point; on doit soupçonner l'existence d'un rétrécissement complet, quand les injections ne pénètrent pas et reviennent sur elles-mêmes.

Dans un rétrécissement aussi impénétrable, on peut quelquefois passer une longue bougie de cire ramollie par la chaleur et légèrement tordue; j'ai réussi, dans un cas semblable, à passer une bougie en gomme très flexible et j'en ai obtenu un bon résultat.

Cependant, quand le rétrécissement se trouve hors de l'atteinte du doigt, il n'y a aucun moyen qui permette de s'assurer de sa disposition et qui puisse servir de guide pour choisir la bougie du volume convenable, afin d'opérer la dilatation; il est impossible aussi de déterminer exactement, si la maladie est un rétrécissement simple ou si elle est de nature cancéreuse; or, dans ce dernier cas, on n'aurait aucun avantage à employer les moyens mécaniques, car l'usage des instruments expose aux dangers de la perforation.

Cet accident est arrivé une fois, sans qu'il y eût aucune espèce de maladie; l'instrument traversa les enveloppes saines de l'intestin, alors qu'on cherchait à franchir un rétrécissement dont on avait soupçonné, à tort, l'existence.

Au musée de Guy's Hospital, on trouve une pièce qui représente un côlon parfaitement sain perforé par une bougie à une distance de quatorze pouces (vingt et un centimètres) de l'anus. C'était celui d'un homme qui avait longtemps souffert d'un dérangement des organes digestifs. On finit par attribuer ce dérangement à un rétrécissement de la partie inférieure de l'intestin et on crut devoir le traiter par le passage d'une bougie ; celle-ci avait traversé l'intestin, pénétré dans le péritoine et occasionné la mort du malade.

Le côlon a même été perforé avec le tube d'O. Beirne. J'assistai à l'examen cadavérique d'un homme qui avait souffert d'une obstruction intestinale. Il paraît qu'un praticien avait eu la main assez lourde, en donnant un lavement, pour faire passer le tube élastique à travers la partie supérieure du rectum et pour pousser dans l'abdomen une injection de térébenthine et d'huile de ricin.

Ces observations doivent engager les chirurgiens prudents, à prendre les plus grandes précautions pour introduire des instruments à une certaine distance dans l'intestin et surtout à avoir bien soin de ne pas employer la force, pour franchir un obstacle qu'on pense être un rétrécissement. Il faut aussi avoir présent à l'esprit que l'intestin, quand il n'est pas malade, n'est jamais très sensible et qu'il supportera une grande pression et le contact d'un corps dur, sans faire éprouver une grande douleur.

Cela explique les lésions que se sont faites certains malades, en s'introduisant eux-mêmes des instruments dans le rectum.

Il y a quelques années, un homme, âgé de trente-neuf ans, fut admis à l'hôpital de Londres, pour un rétrécissement très étroit du rectum. On passa une bougie, deux ou trois fois et on crut ensuite plus convenable d'en laisser le soin au malade. Très désireux de voir sa guérison faire des progrès, il essaya imprudemment de passer l'instrument lui-même. Quelques jours après, il fut pris de symptômes de péritonite et mourut le jour suivant.

A l'autopsie, je trouvai les signes ordinaires de la péritonite aiguë et, à peu près à un pouce (deux centimètres et demi de l'anus), un rétrécissement assez dur, dont l'induration avait un pouce de longueur. Immédiatement au-dessus du rétrécissement, il y avait une perforation de l'intestin d'un pouce et demi (trois centimètres et demi) d'étendue, et deux pouces (cinq centimètres) au-dessus une autre déchirure un peu plus large, à travers laquelle une portion de l'intestin avait fait hernie. Cette observation montre qu'il n'est pas prudent de confier aux malades le soin de passer les bougies.

Ajoutons à ces procédés qu'on emploie pour dilater le rétrécissement, les moyens dont on peut se servir pour diminuer l'irritabilité de l'intestin et assurer le passage régulier des fécès ramollies. On peut introduire à cet effet, dans l'intestin, un suppositoire, de dix grains de savon et d'opium, au moment du coucher. Si les matières sont constipées, on emploiera une préparation de sené et de soufre ou de l'huile de ricin qu'on administrera le matin à dose juste suffisante pour obtenir une selle, sans pourtant purger le malade, ce qui augmenterait encore sa faiblesse.

L'huile de ricin est un précieux médicament pour le traitement de cette maladie ; les petites doses ramollissent les matières durcies et lubréfient le passage, sans produire d'affaiblissement. La principale objection qu'on puisse faire à son emploi, c'est que chez beaucoup de personnes, elle donne un peu de nausées. Mais si le malade persévère, son estomac s'habitue à ce remède, comme on s'accoutume à l'huile de foie de morue, si bien que l'on rencontre des personnes atteintes de maladies chroniques du rectum qui continuent à avaler de l'huile de ricin tous les jours, pendant des semaines et même des mois, sans éprouver ni nausées ni pertes d'appétit.

Il faut conseiller un régime nourrissant qui se composera surtout de viandes, de manière à ne produire qu'une petite quantité de fécès. L'huile de foie de morue est un excellent remède en pareil cas. Elle nourrit le malade, rend les matières plus molles, et dispense de l'emploi des purgatifs.

Il est utile de conseiller aux malades d'avoir la précaution de ne pas avaler de noyaux de fruits. On peut empêcher la distension de l'intestin par les matières accumulées au-dessus du rétrécissement, en passant de temps en temps un tube élastique au delà de l'obstacle, à l'aide duquel on injecte une 1/2 pinte d'eau tiède ou d'eau de savon. Il est quelquefois nécessaire de répéter l'injection deux ou trois fois par semaine.

Quand les malades éprouvent beaucoup de douleurs après les selles et qu'il y a une suppuration abondante, visqueuse et teintée de sang, on procure un grand soulagement en faisant une cautérisation avec une solution contenant cinq grains de nitrate d'argent pour une once d'eau distillée que l'on applique sur la surface de la muqueuse comprise entre les limites supérieures et les limites inférieures du rétrécissement.

Cette opération se fait, très facilement, au moyen d'un pinceau de blaireau, qu'on passe à travers un petit spéculum de verre ouvert à son extrémité et qu'on pousse jusqu'au rétrécissement.

Dans un cas très grave de rétrécissement du rectum que je soignais à l'hôpital, le tissu cellulaire était trop condensé et la membrane muqueuse trop malade pour que je pusse penser à tenter la dilatation, les fècès furent néanmoins rendues avec bien moins de douleurs à la suite de quelques applications d'une solution de nitrate d'argent dans le trajet.

On parvient encore à corriger l'état morbide de la membrane muqueuse, en faisant des onctions sur sa surface avec un onguent émollient au citron qu'on applique, au moyen d'un gros pinceau de blaireau, introduit à travers un spéculum. Huiler la bougie avec des onguents comme ceux qu'on conseille d'ordinaire n'est pas très utile, parce que l'onguent s'enlève en passant à travers le sphincter et n'arrive pas jusqu'à la partie malade, mais si on emploie des bougies à rainures, on peut faire pénétrer jusque dans la partie rétrécie, des onguents opiacés ou belladonés.

Quand le rétrécissement du rectum est compliqué de fistule, il vaut mieux d'ordinaire, différer l'opération de la fistule, jusqu'à ce que le rétrécissement du rectum soit guéri. J'ai néanmoins opéré une fistule, en même temps que j'incisais un rétrécissement (observation XXVII).

La surface muqueuse ulcérée de l'intestin qui se trouve au-dessus du rétrécissement fournit, non seulement une sécrétion purulente copieuse qui épuise les forces du malade, mais encore elle peut être le siège d'une hémorrhagie abondante.

Dans l'automne de 1852, je soignai avec le Dr Hess une jeune femme qui, après avoir souffert pendant plusieurs années d'un rétrécissement de la partie inférieure du rectum, fut atteinte d'une hémorrhagie inquiétante des intestins, qui dura pendant plusieurs jours. L'hémorrhagie provenait évidemment d'un point situé au-dessus du rétrécissement et je pensai qu'elle prenait sa source dans un point du côlon descendant qui était très sensible à la pression extérieure. L'hémorrhagie fut totalement arrêtée par des injections froides d'alun fréquemment renouvelées et administrées avec précaution, à l'aide d'un long tube passé à travers le rétrécissement.

L'action d'une bougie sur les rétrécissements du rectum est analogue à celle qu'on obtient sur les autres canaux muqueux; c'est-à-dire, qu'elle produit d'abord une distension, puis ensuite amène une résorption graduelle et une disparition du tissu induré, cause ordininaire de la coarctation formée de tissu fibreux sous-muqueux ou d'une condensation du tissu sous-muqueux.

Tel est l'effet de la dilatation, dans le traitement des rétrécissements de l'urèthre, mais on peut admettre que cette action est bien moins prononcée dans les rétrécissements du rectum. Malheureusement le chirurgien est rarement consulté au début de la maladie, alors que l'affection céderait très promptement, sans doute, aux moyens thérapeutiques.

Dans la vingt et unième observation, il fut facile de guérir par la dilatation un rétrécissement survenu à la suite de la cicatrisation d'un ulcère; mais on s'y était pris de bonne heure. Quand un rétrécissement organique est complètement établi, on admet généralement que la guérison est extrêmement difficile.

Dupuytren déclare magistralement que « les bougies soulagent, mais ne guérissent pas ».

Le docteur Bushe dit : J'ai certainement amélioré la situation d'un grand nombre de pauvres malades, mais je n'ai jamais été assez heureux pour en guérir un seul. Et il ajoute : Je n'ai pas vu de malades qui pussent abandonner l'usage des bougies, sans voir leur affection revenir ou même s'aggraver (1). Un excellent praticien, le Dr Colles, chirurgien de Dublin, déclare « qu'il est certain qu'on n'a jamais obtenu jusqu'ici, quelque moyen qu'on ait employé, une cure radicale d'un rétrécissement du rectum »; et il ajoute : J'ai fait usage des bougies avec le plus grand soin, et cependant je déclare humblement que jusqu'ici je n'ai pas été assez heureux pour avoir obtenu une guérison permanente dans un seul cas; je n'ai

(1) Loco citato, p. 287.

pas eu non plus la bonne fortune de rencontrer un malade affligé de cette maladie qui ait été guéri par un autre chirurgien (1). Ces chirurgiens ont certainement une idée défavorable du résultat du traitement (2). Les observations suivantes prouvent qu'un rétrécissement presque complet, établi depuis longtemps, peut être guéri à l'aide d'une sage direction (*a*).

Rétrécissement traumatique guéri par la dilatation.

Observation XXV. — Une jeune fille âgée de 14 ans me fut adressée, en décembre 1875, par le Dr Andrew Clack, pour un rétrécissement complet du rectum. Depuis quatre ans, elle souffrait d'une difficulté très grande dans la défécation, difficulté qui se manifestait par des selles de plus en plus fréquentes et pénibles.

Cette affection était survenue à la suite d'un accident; l'enfant était tombée et le siège avait porté sur le bouton de cuivre d'un odomètre (compte-pas). Sa mère nous raconta que de très petites fécès pouvaient seules passer et que sa fille était obligée d'aller à la selle toutes les heures, et que, quelquefois aussi, les selles étaient accompagnées de sang et de mucus. A l'examen, je trouvai un rétrécissement complet circulaire

(1) Dublin Hospital Reports, vol. V, p. 142.

(2) A la page 82 j'ai parlé d'un cas de rétrécissement récent du rectum produit par l'action de l'acide nitrique employé contre un prolapsus. La guérison s'obtint après dix-huit mois, au moyen de la dilatation progressive répétée à plusieurs intervalles. Il y a quelques années, je donnai mes soins à une dame qui avait un rétrécissement situé au niveau du sphincter. Il reconnaissait pour cause, une excision trop étendue pratiquée contre des hémorrhoïdes internes. Le rétrécissement fut incisé à cinq reprises par différents chirurgiens, mais sans succès, car elle retombait quelque temps après l'opération dans le même état qu'auparavant.

Une dilatation graduelle, poursuivie pendant trois ans, amena une guérison complète.

(*a*) Je ne crois pas que cette proposition doive s'appliquer aux rétrécissements d'origine chancreuse. Ces derniers peuvent être améliorés par des soins assidus, mais ils ne guérissent pas. Ce qu'on guérit ce sont les rétrécissements d'origine traumatique ou d'origine congénitale, comme sont ceux des observations citées plus loin par M. Curling.

Note du traducteur.)

à peu près à un pouce et demi (quatre centimètres) de l'anus, et dans lequel je pus seulement passer le bout de mon doigt. Après avoir bien vidé les intestins par un purgatif d'huile de ricin, je passai une petite bougie de *laminaria*. Cette bougie fut retirée vingt-quatre heures après ; quand je pus passer mon doigt facilement à travers le rétrécissement, j'introduisis régulièrement des bougies de caoutchouc, et je pus bientôt introduire le nº 7. Le traitement fut continué pendant deux ans. Les bougies étaient passées à des intervalles de plus en plus éloignés. En janvier 1876, M. Coltew, qui lui donnait ses soins, m'informa que les selles de la jeune malade étaient devenues d'une forme normale, mais qu'elle était encore sujette à un léger écoulement visqueux.

Rétrécissement organique du rectum très ancien guéri par les incisions et la dilatation.

Observation XXVI. — En mai 1860, je vis en consultation, avec le Dr Brinton, une dame âgée de 24 ans, qui souffrait d'une affection du rectum, depuis son enfance. Elle avait eu un rhumatisme fébrile qui avait déterminé une affection du cœur et plus récemment elle avait eu des douleurs rhumatismales dans les articulations.

La malade était sujette à rendre par l'intestin un liquide purulent abondant et mélangé de sang. Cela arrivait régulièrement et c'était pour elle un grand ennui, car elle ne pouvait pas alors se retenir. Ce suintement était augmenté par l'usage de certains aliments tels que les fruits et les légumes crus. Elle allait à la selle sans prendre de médecine, mais elle souffrait chaque fois.

Par le toucher rectal, je trouvai à une distance d'un pouce trois quarts de l'anus (4 centimètres), un rétrécissement annulaire étroit dans lequel je pouvais à peine introduire le bout de mon doigt. La partie inférieure de l'intestin était assez saine et le sphincter remplissait bien ses fonctions.

Le 28 mai, j'introduisis un bistouri boutonné droit, le long de mon doigt et j'incisai le rétrécissement en plusieurs endroits, jusqu'à ce que je pusse librement passer mon index. Je découvris alors au-dessus du rétrécissement un grand nombre d'excroissances de la membrane muqueuse. Après l'opération, je passai chaque jour, une bougie de gomme élastique, en commençant par le nº 6 et j'en augmentai le calibre peu à peu. Au bout d'une semaine, je ne passai plus la bougie que tous les deux jours. Après dix jours, la cuisson consécutive à l'opération disparut et la défécation devint beaucoup plus facile, mais l'abondance de la suppuration restait toujours la même. Après la dilatation par la bougie, j'introduisis un tube au delà du rétrécissement et j'injectai une solution de nitrate d'argent (3 grains pour une once). Cela provoqua un besoin impérieux d'aller à la selle que la malade ne pouvait retenir.

Au bout de dix jours environ, je cessai cette injection et lui substituai une décoction d'écorces de chêne. Je continuai la dilatation et les injections avec des intervalles de repos, jusqu'au mois de septembre. A cette époque, la malade avait beaucoup gagné. La défécation, devenue facile, n'était plus douloureuse. La suppuration avait beaucoup diminué et la malade pouvait retenir ses matières. La bougie n° 9 passait aisément et les végétations de la membrane muqueuse, situées au-dessus du rétrécissement, étaient devenues beaucoup plus petites.

Je cessai alors de visiter la malade, jusqu'en janvier 1861, époque à laquelle on me fit demander de la voir ; car elle éprouvait une douleur vive dans le rectum et un besoin fréquent d'aller à la garde-robe.

A l'examen, je ne trouvai plus de traces de rétrécissement dans l'intestin, mais en arrière, à peu près au niveau de l'ancien point malade, je trouvai une surface rugueuse et dentelée qui provenait d'une ulcération superficielle, ayant à peu près le volume d'une pièce de six pence (50 centimes) et fort douloureuse à la pression. J'introduisis un spéculum de verre et j'appliquai sur l'ulcère, un pinceau trempé dans la solution de nitrate d'argent.

Cette application fut répétée deux fois, à un intervalle d'une semaine et réussit à enlever complètement la douleur et le ténesme. La première application avait déjà amené un grand soulagement.

Au bout de trois semaines, un nouvel examen me fit voir la muqueuse douce et unie, toute irritation avait cessé, la suppuration allait en diminuant, n'était plus mêlée de sang, et la santé générale s'améliorait beaucoup.

En avril 1862, j'eus l'occasion de voir cette dame pour une autre affection. Elle me dit alors que le seul trouble de l'intestin dont elle pouvait encore se plaindre n'était qu'un léger suintement à certains moments ; mais elle pouvait manger des fruits et de la salade, sans en souffrir.

Je considérai le rétrécissement comme guéri complètement, puisqu'on n'avait pas passé de bougies depuis plus d'un an et demi.

Double rétrécissement du rectum guéri par des incisions multiples et par la dilatation.

Observation XXVII. — S... (S.), jeune fille âgée de 13 ans, du Hampshire, entra dans mon service à l'hôpital de Londres, en avril 1862. Depuis près de quatre ans, elle souffrait d'un écoulement intestinal et d'une défécation difficile et douloureuse.

L'examen me fit découvrir deux excroissances aplaties, une de chaque côté de l'anus, et à la distance d'un pouce et demi (quatre centimètres) de cet orifice, un rétrécissement étroit qui ne pouvait admettre que la pointe de mon petit doigt. Elle venait de quitter un hôpital où on l'avait traitée pendant trois mois et d'où on l'avait renvoyée comme incurable.

Après avoir bien vidé le rectum, à l'aide d'injections faites au moyen d'un long tube conduit au delà du rétrécissement, j'introduisis une bougie de gomme élastique n° 6 ; je conseillai de la garder un quart d'heure et de la passer tous les jours, ce qui fut continué pendant trois semaines, mais la malade perdit alors l'appétit et se plaignit d'un malaise dans le rectum. La grande lèvre gauche devint tendue et œdémateuse et en un point, elle était si ramollie qu'il y avait des signes évidents de fluctuation.

Le 8 mai, j'administrai le chloroforme et j'excisai d'abord les excroissances externes, puis je ponctionnai la grande lèvre, d'où il sortit une certaine quantité de pus. Je trouvai alors un trajet fistuleux qui s'ouvrait dans la partie inférieure du rectum ; j'ouvris la fistule à l'aide du bistouri et j'en profitai pour inciser le rétrécissement en quatre endroits différents, jusqu'à ce que je pusse facilement passer mon doigt au travers. Je sentis alors au-dessus du rétrécissement sur la surface de la muqueuse un certain nombre d'éminences serrées les unes contre les autres.

Au bout de deux jours, je fis passer une bougie n° 8, que la malade garda quelques minutes d'abord, chaque jour, et, ensuite qu'elle passa deux ou trois fois seulement par semaine. La plaie guérit, mais la santé générale de la jeune fille ne s'améliora pas ; elle se plaignit d'une douleur et d'un gonflement dans la partie inférieure de l'abdomen du côté droit. Il y eut un abcès que j'ouvris et il s'écoula environ une once de pus de bonne nature.

La santé s'améliora, mais la défécation continua à être difficile et il y eut encore un écoulement abondant de muco-pus. Quelques semaines après, elle rendit un ver rond, et son appétit devint meilleur et ses forces augmentèrent.

En août je découvris un second rétrécissement à l'union de l'S iliaque et du rectum. Tous les deux jours, je passai bien doucement à travers le rétrécissement une bougie douce, flexible, bien huilée et chauffée que je fis garder dix minutes. J'en augmentai graduellement le volume, jusqu'à ce que le n° 9 pût passer avec facilité.

Le rétrécissement inférieur était tout à fait guéri, mais la surface du rectum était encore inégale, la membrane muqueuse épaissie et il y avait parfois un peu d'écoulement purulent et une pesanteur au moment de la défécation. Elle resta à l'hôpital pour subir le traitement de la dilatation à des intervalles plus ou moins rapprochés jusqu'en février 1863. Elle rentra alors chez elle avec toutes les apparences de a guérison. Sa santé générale était tout à fait rétablie et il y avait tout lieu de croire que cette situation satisfaisante était permanente.

Nous rencontrons souvent, surtout dans la pratique hospitalière, des rétrécissements anciens invétérés qui ont été négligés; la maladie est alors trop avancée parfois pour présenter quelque chance de guérison au moyen de la dilatation. Dans ces cas, on peut encore, par les moyens que j'ai décrits, diminuer les souffrances de cette maladie si pénible. C'est tout ce que nous pouvons espérer faire et, en dépit de tous nos soins et nos remèdes palliatifs, la maladie continue à faire des progrès, à épuiser le malade, qu'elle conduit fatalement à la mort.

Après avoir bien réfléchi sur le peu de danger que fait courir la colotomie et sur l'immense soulagement qu'elle produit dans les cas de cancer douloureux du rectum, je pris le parti depuis quelques années de proposer cette opération aux malades atteints de rétrécissements incurables, qui ne reconnaissaient pas une tumeur maligne comme cause. Je pensai délivrer ainsi le malade d'un état malheureux et pouvoir prolonger sa vie dans une situation relativement meilleure. C'est ce qui eut lieu dans le cas suivant :

Rétrécissement incurable du rectum heureusement soulagé par l'établissement d'un anus artificiel dans la région lombaire gauche.

Observation XXVIII. — N... (A.), âgé de 26 ans, laboureur dans le comté d'Essex, fut admis à l'hôpital de Londres le 3 décembre 1865. Il était pâle et émacié. Il souffrait du rectum depuis plus d'un an, et se plaignait d'une vive douleur au moment de la défécation et d'une extrême difficulté pour aller à la selle. Il était encore gêné par un écoulement constant de liquide sanieux plus ou moins teinté de sang. Il avait séjourné plusieurs semaines à l'hôpital Saint-Barthelemi, où il avait subi plusieurs opérations.

Le 8 décembre, j'examinai le rectum et découvris un rétrécissement complet, situé à environ deux pouces (5 centimètres) de l'anus. Il était serré et résistant et je pus à peine y introduire l'extrémité du doigt. Au-dessous du rétrécissement, l'intestin était couvert de végétations et de portions épaissies et quelques portions de la muqueuse faisaient saillies au pourtour de l'anus.

J'essayai d'abord d'un traitement par la dilatation, mais la douleur fut extrêmement vive et l'opération resta sans résultat. Comme le malade était de plus en plus faible et qu'il était épuisé par ses souffrances, je lui proposai la colotomie lombaire, après lui avoir expliqué la nature et le but de l'opération. Il consulta sa famille et, se sentant de plus en plus mal, il consentit à l'opération que je pratiquai le 14 février, par le procédé classique, après avoir distendu le côlon, par une injection d'infusion de graine de lin, faite à travers un tube, passé au delà du rétrécissement. Il guérit très bien de l'opération et les fécès sortaient facilement par l'ouverture artificielle, mais l'anus donnait issue à un écoulement abondant de liquide visqueux. J'y remédiai par des injections d'acide tannique et, un mois après l'opération, il ne passait plus par l'anus que quelques gouttes de liquide purulent qui suinta encore pendant deux ou trois jours; puis presque toutes les évacuations se firent par l'anus artificiel lombaire. J'avais substitué aux lavements à l'acide tannique, la solution faible de chlorure de zinc. L'écoulement par l'anus ne se montrait que de loin en loin, mais la santé générale ne se remettait que lentement, le malade redoutait vivement toute intervention chirurgicale et il quitta l'hôpital à la fin de mai. Je n'entendis plus parler de lui jusqu'en février 1867. Il rentra alors dans le service, où je le trouvai pâle, affaibli et en mauvais état. Il ne souffrait plus du rectum qui ne donnait plus passage à aucune matière, mais il y avait encore, de temps à autre, un léger écoulement. Il ne voulut pas se laisser examiner le rectum. De la région lombaire, l'intestin formait un prolapsus considérable que je réduisis aisément et qui rentrait spontanément quand le malade était étendu. Je lui fis faire un bandage et les évacuations intestinales ne se faisaient qu'une fois ou deux par jour; mais il resta toujours impotent et vécut des secours que lui procura son village.

L'opération répondit pleinement, dans ce cas, au but que je m'étais proposé, de soulager le malade de ses souffrances et des autres inconvénients de son rétrécissement incurable. La santé générale ne redevint pas aussi satisfaisante que je l'avais espéré, ce qui doit être attribué à une constitution débile et aux mauvaises conditions hygiéniques qui l'entouraient, puisqu'il ne pouvait se procurer une nourriture suffisamment réparatrice.

En avril 1866, je pratiquai la colotomie à l'hôpital de Londres, sur une femme dont la santé était épuisée par un rétrécissement incurable du rectum, compliqué d'ulcération de la muqueuse et d'une fistule s'ouvrant dans le vagin.

A la demande réitérée de la malade, qui avait entendu parler du cas que je viens de rapporter, je fis à regret, après l'avoir chloroformée, l'opération, car son foie était très volumineux. Elle eut des vomissements incoercibles qui durèrent jusqu'à sa mort, survenue le huitième jour dans une syncope. Son foie volumineux était atteint de dégénérescence graisseuse et pesait 9 livres 3/4. Il n'y avait pas de trace de péritonite (1).

Depuis la publication de ces deux cas, l'anus artificiel a été pratiqué par plusieurs chirurgiens de Londres, pour remédier à des rétrécissements syphilitiques incurables du rectum. Le Dr Masson, de New-York, a publié dans un excellent journal (2) une table de douze colotomies pratiquées dans ces circonstances. Elle comprend les deux cas précédents et trois qui appartiennent à l'auteur. Sur les douze cas, huit malades guérirent.

CHAPITRE XIII.

CANCER DU RECTUM.

Les tuniques du rectum sont susceptibles d'éprouver la dégénérescence cancéreuse, sous les trois formes de

(1) London Hospital Reports, vol. IV, 1867.
(2) The american Journal of medical sciences, 1873, p. 354.

squirrhe, d'encéphaloïde ou de colloïde. La forme squirrheuse ou fibreuse se développe quelquefois, dans le tissu cellulaire sous-muqueux, entoure l'intestin en un point donné, de manière à en diminuer le calibre et à produire un rétrécissement annulaire.

Chacune des formes du cancer peut cependant envahir les enveloppes, sur une grande étendue et rétrécir irrégulièrement, une partie considérable du canal intestinal. Ainsi, dans un cas de squirrhe que j'examinai après la mort, le rectum était malade dans une étendue de deux pouces et demi (six centimètres). La partie supérieure ne pouvait admettre que le passage d'une plume d'oie et la partie inférieure ne laissait passer que le bout du petit doigt; entre les deux ouvertures, le canal était irrégulièrement dilaté.

La dégénérescence squirrheuse peut continuer à s'accroître, jusqu'à rétrécir l'intestin à un tel point, qu'une sonde d'un volume ordinaire ne peut plus passer. Le canal peut même être oblitéré complètement.

Au Collège médical de l'hôpital de Londres, on voit un curieux spécimen de cancer colloïde. Il a amené un épaississement des enveloppes du rectum, qui, dans certains points, s'étend jusqu'à un pouce et quart (trois centimètres) et forme un rétrécissement de l'intestin. La membrane muqueuse comprise, entre les points rétrécis, est souvent le siège d'un large ulcère.

Les granulations fongueuses débutent quelquefois par la membrane muqueuse sur un côté du rectum, elles proéminent dans la cavité intestinale et interceptent encore davantage le passage des matières.

Le cancer fibreux et le cancer encéphaloïde ne peuvent que rarement être confondus l'un avec l'autre. Cependant, dans les dernières périodes de la maladie, une tumeur fongueuse peut émerger, d'une partie autrefois rétrécie, par un dépôt squirrheux accumulé, dans le tissu cellulaire sous-muqueux.

Il arrive quelquefois que le rectum est complètement bouché par l'accroissement de ces masses fongueuses. Le processus de la maladie peut cependant avoir un effet opposé; la dégénérescence cancéreuse et le ramollissement peuvent faire relâcher les tuniques de l'intestin, et augmenter ainsi le calibre du canal; l'obstacle au cours des matières peut encore disparaître à la suite d'une eschare de la tumeur et de la chute d'une portion de la partie malade.

Décrire les progrès du cancer qui surviennent à une époque avancée de la maladie, c'est décrire la désorganisation et l'invasion, par le cancer de tous les tissus de l'intestin, ainsi que des organes qui sont en rapport immédiat; et cela arrive à toute espèce de degré, suivant les différents cas.

Dans certains cas, l'intestin carcinomateux se trouve enfermé dans le bassin, agglutiné et comme fixé aux organes environnants qui ne forment plus qu'une seule masse cancéreuse. Très souvent, l'ulcération et le ramollissement des organes amènent des communications fistuleuses, entre le rectum et les organes voisins, avec le vagin chez la femme et la vessie ou l'urèthre chez l'homme; le péritoine même peut se perforer et faire communiquer l'intestin, avec l'intérieur de la cavité abdominale. Quand le calibre de l'intestin se trouve rétréci, la portion de cet organe, située au-dessus, se dilate et s'hypertrophie comme dans le cas de rétrécissement simple.

Le carcinome peut attaquer n'importe quelle partie de l'intestin, mais il siège généralement à sa partie inférieure, à trois pouces (sept centimètres) de l'anus. Il arrive parfois aussi qu'il se développe, quoique moins souvent, au niveau du point où l'S iliaque s'abouche dans le rectum.

La maladie primitivement développée dans le rectum se limite d'ordinaire à cette partie, et aux organes qui sont en rapport immédiat avec lui. Après la mort, on ne trouve pas d'autres organes qui soient affectés secondairement. Mais il n'en est pas toujours ainsi. Les glandes lymphatiques du voisinage s'hypertrophient, le foie peut se trouver accidentellement envahi par des tumeurs de même nature, ainsi que le péritoine, parsemé de dépôts squirrheux. Une affection semblable peut encore s'étendre aux glandes lombaires et à d'autres viscères intérieurs.

Le cancer du rectum débute d'ordinaire insidieusement. Les symptômes primitifs ressemblent, dans beaucoup de cas, à ceux du rétrécissement simple, et la nature de la maladie ne peut être déterminée et parfois même soupçonnée que quand des modifications considérables se sont déjà produites dans les fonctions de l'organe.

Le malade est d'abord tourmenté par des flatuosités, par la difficulté qu'il éprouve à aller à la selle et les efforts qu'il est obligé de faire. A mesure que la maladie fait des progrès, il ressent une douleur fixe vers le sacrum, qui augmente graduellement d'intensité et s'étend jusqu'aux membres inférieurs. Alors les malades s'inquiètent, consultent un chirurgien, qui est conduit à pratiquer un examen.

Le doigt introduit dans le rectum trouve aisément, en le franchissant, un rétrécissement induré du calibre de l'intestin, mais il est quelquefois bien difficile de déterminer si on a affaire à un cancer, ou à quelque induration inflammatoire chronique.

Le caractère de la douleur permet souvent de pencher vers le diagnostic le plus fâcheux. Si le chirurgien perçoit des nodosités irrégulières, au niveau du rétrécissement, des tumeurs dures et solides, s'il rencontre des points durs comme du cartilage, ou ramollis, et, laissant sur le doigt une empreinte sanguinolente, il peut alors se prononcer sur l'existence de l'affection carcinomateuse.

A une période plus avancée, il n'y a plus de difficulté; le chirurgien perçoit l'existence d'une masse morbide très dure, au milieu de laquelle il a quelquefois de la peine à découvrir l'orifice du canal intestinal; il sent des tumeurs fongueuses arrondies qui saignent facilement au moindre contact.

La maladie peut descendre au niveau de l'anus. Une tumeur rouge fait quelquefois saillie au dehors, ferme le passage et déplace l'orifice anal. Les selles sont liquides, fréquentes et tachetées de sang, et causent au passage une sensation de chaleur accompagnée de douleurs très vives.

Souvent aussi, il y a un suintement purulent épais, bref une incontinence des matières fécales.

Si la maladie est considérablement développée à l'intérieur, la difficulté d'aller à la selle va en augmentant, à moins qu'à la suite du ramollissement de la tumeur, les organes ne s'élargissent et que les fécès ne passent avec plus de facilité qu'auparavant.

Il peut s'en suivre une incontinence des matières fécales ce qui augmente beaucoup les inconvénients de la maladie. Elle peut survenir par suite de la propagation du cancer à l'anus et de la destruction du sphincter; mais l'incontinence arrive aussi quand le cancer s'est développé seulement à la partie supérieure du rectum et qu'il laisse saines les portions inférieures. On peut expliquer ce fait par la compression que la tumeur cancéreuse exerce sur les nerfs du sphincter, qu'elle finit par détruire, ce qui amène la paralysie de ce muscle.

Les souffrances augmentent aussi et le malade éprouve des douleurs lancinantes, avec sensation de pesanteur, qui s'étendent aux aines, au dos, à la partie supérieure du sacrum et souvent, jusqu'au bas des cuisses et des jambes et qui laissent dans leurs intervalles, une souffrance permanente très pénible.

L'état général est en rapport avec les progrès du mal local ; le malade a la peau jaune, la face anxieuse, il maigrit beaucoup ; et on observe tous les symptômes des affections malignes. S'il ne se produit pas une obstruction intestinale complète qui vienne accélérer la terminaison fatale, comme cela arrive assez souvent, il survient encore de nouveaux troubles.

Quand il s'établit une communication du rectum, avec l'urèthre ou la vessie chez l'homme, des gaz s'échappent par l'urèthre et des fécès liquides passent avec l'urine, et, chez les femmes, les matières fécales passent par le vagin. Le passage d'une partie du contenu des intestins par ces conduits anormaux, rend plus misérable encore, la vie déjà si triste des malades qui deviennent un objet de dégoût pour eux-mêmes et pour ceux qui les approchent.

Si une ouverture par ulcération s'établit, à travers le péritoine et permet le passage de la matière fécaloïde dans l'abdomen, il en résulte une péritonite qui précipite la terminaison fatale.

D'autres fois, les forces diminuent graduellement, le malade s'épuise, tombe dans l'hecticité, et succombe à cette affection si douloureuse et si cruelle.

Cependant on rencontre de grandes variétés dans l'état de souffrance et dans le retentissement de cette maladie sur l'état général. Les douleurs, parfois horribles, sont comparativement légères dans d'autres cas. J'ai eu à soigner un homme dont l'anus était complètement oblitéré, par un fongus carcinomateux et qui avait une communication entre l'intestin et l'urèthre; malgré cela, les douleurs n'étaient pas très intenses et son état général ne s'en ressentait pas trop vivement. La douleur qui lui était le plus pénible était celle que provoquaient les gaz qui s'échappaient par l'urèthre.

Chez un malade qui n'avait ni constipation, ni soupçon d'aucune espèce de maladie du rectum, se produisit tout à coup une obstruction de l'intestin, et l'examen fit découvrir une masse carcinomateuse énorme.

Le cancer du rectum survient, d'ordinaire, vers l'âge moyen de la vie; le sujet le plus jeune chez lequel je l'ai rencontré, n'avait que 23 ans. Ce malade était un jeune homme qui entra à l'hôpital de Londres. La maladie s'étendait dans le rectum à une très grande distance et formait une grande ulcération cancéreuse caractéristique autour de l'anus et, cependant, il en souffrait très peu.

Une femme, atteinte d'un cancer du rectum, peut devenir enceinte. Il y a quelques années, je vis en consultation avec feu M. Ward d'Epsom, une dame de 35 ans, arrivée au septième mois de sa grossesse et qui était atteinte d'une affection cancéreuse, extrêmement développée de la partie inférieure de l'intestin. Comme il était certain que la pression exercée sur les parties malades, lors du travail à terme, ferait courir de grands dangers à la malade, je n'hésitai pas à conseiller de provoquer un accouchement prématuré.

On croit communément que le cancer du rectum attaque plus souvent les femmes que les hommes (1). Cette

(1) M. Carter, interne en chirurgie à l'hôpital Saint-Marc, m'apprit que sur trente-cinq cas admis pendant quatre ans il y avait dix-neuf hommes et seize femmes. Sur onze cas renouvelés par M. Baker (Med. chir. Trans., vol. XLV) il compte huit hommes et trois femmes.

donnée n'est pas d'accord avec mon observation personnelle tant en ville qu'à l'hôpital. En ville, sur vingt et un cas que j'ai notés, j'ai dix-sept hommes et quatre femmes.

Dans cette terrible maladie, les remèdes ne peuvent que pallier les symptômes et diminuer les douleurs. Dans quelques cas de cancer avec rétrécissement incomplet, j'ai pu rendre plus facile le passage des matières, en faisant avec une extrême prudence, la dilatation à l'aide des bougies. L'intervention mécanique n'est pas sans danger, à moins qu'on n'agisse avec les plus grandes précautions.

J'ai rencontré un cas et vu la pièce anatomique d'un autre malade dans lesquels le praticien, en se servant de bougies, pénétra dans l'abdomen à travers les tissus ramollis et accéléra, par conséquent, la mort du malade, en amenant une péritonite.

Quelques chirurgiens allemands ont imaginé de rétablir le passage des matières en grattant la surface du cancer, avec une curette à bords tranchants. On arrêterait l'hémorrhagie par la cautérisation. Esmarck pense que ce traitement peut être utile: Les malades atteints de cancer du rectum doivent mener une vie tranquille, rester souvent dans le décubitus dorsal et user d'une alimentation tonique mais non excitante.

Il faut soutenir l'état général par l'emploi des fortifiants. Il faut maintenir les intestins relâchés et rendre, s'il le faut, les fécès liquides, au moyen de petites doses d'huile de ricin.

Si le rétrécissement est assez étroit pour amener une accumulation de matières au-dessus de lui, il est quelquefois nécessaire de passer un long tube, à travers la partie contractée et d'injecter de l'eau chaude, de l'eau de savon ou d'huile d'olives chaude, de manière à diviser les masses fécaloïdes. Il faut prendre les plus grandes précautions pour passer le tube.

A l'hôpital, dans un cas de cancer du rectum situé très haut, je montrai à l'infirmier à employer ce moyen, si l'occasion s'en faisait sentir, et la troisième ou quatrième fois qu'il s'en servit il fit malheureusement passer le tube à travers la masse carcinomateuse ramollie, le fit pénétrer jusque dans la cavité abdominale, ce qui causa la mort du malade en douze heures.

On peut calmer les souffrances par des lavements opiacés ou belladonés, par l'emploi du chloral et par de petites quantités de morphine, prises le soir et le matin, dont on augmente graduellement la dose, à mesure que l'effet du remède diminue par l'habitude.

Les injections sous-cutanées de morphine procurent aussi un grand soulagement.

Une question importante se présente naturellement à l'esprit : l'opération du cancer du rectum peut-elle, aussi bien que les opérations faites pour cette maladie, dans les autres parties du corps, arrêter le développement de l'affection, prolonger la vie des malades et leur procurer du soulagement? Je dois à M. Holt le récit abrégé de l'observation d'un homme de 50 ans, à qui il enleva, à l'aide de l'écraseur, en 1874, une végétation fongueuse qui faisait saillie dans le rectum à deux pouces (cinq centimètres) au-dessus de l'anus. Il incisa le sphincter, attira en bas à l'aide d'une pince, la paroi malade du rectum, traversa celle-ci au-dessous de la tumeur avec une forte aiguille, fit glisser au-dessous de l'aiguille la chaîne de l'écraseur, et sectionna les parties malades. Il n'y eut pas d'émorrhagies primitives ni consécutives; les parties divisées guérirent et deux ans après le malade était en bonne santé.

La végétation n'a pas été soumise à un examen approfondi, mais M. Holt la croyait bien de nature cancéreuse, et sir James Pajet, qui examina le malade avant l'opération était du même avis.

Après une longue pratique, je dois dire que je n'ai jamais rencontré dans l'intérieur du rectum, un cancer qu'il fût possible d'opérer. Les malades viennent ordinairement à nous, quand la maladie a déjà pris trop de développement en profondeur et en surface, pour permettre l'ablation à l'aide de l'écraseur ou du galvano-cautère. Si le cas se présentait, je n'hésiterais pas à employer l'un ou l'autre de ces procédés opératoires.

L'excision du rectum a été pratiquée autrefois par Lisfranc et par Dieffenbach, quelques chirurgiens allemands y ont encore recours actuellement. On a enlevé ainsi des portions de vagin, d'urèthre et de vessie et la vie aurait, dit-on, pu être ainsi prolongée. On rapporte aussi que l'incontinence des matières fécales n'est pas un résultat fatal de l'ablation de l'anus. Wutzer aurait, dit-on, excisé quatre pouces (dix centimètres) de l'intestin, sans qu'une incontinence s'en soit suivie (1). Pour admettre un pareil résultat, il faut supposer que le sphincter est un muscle inutile.

Je ne voudrais pas décourager les chirurgiens et les empêcher de guérir ou de soulager même, par l'emploi de l'excision, une affection telle que le cancer du rectum, cependant quand je considère les dangers d'hémorrhagie pendant et après l'opération, l'état misérable du malade, soit qu'il conserve une incontinence des matières fécales (ce qui est le plus ordinaire), soit qu'il guérisse avec un rétrécissement au niveau de la plaie, et avec cela, les probabilités

(1) Esmarch. Die Krankheiten des Mastdarmes und des Afters. Handbuch, des Allgemeinen und speciellen Chirurgie. Band III, Abth 2. Erlangen, 1872.

d'une prompte récidive, je ne pense pas que les chances de survie soient assez grandes pour l'exposer aux inconvénients d'une pareille opération (1). Je pense donc qu'on peut obtenir un bien meilleur résultat, sans exposer la vie aux mêmes dangers, en employant la colotomie lombaire qui est encore applicable dans les cas, où l'excision serait impossible (*a*).

Dans la 3e édition de cet ouvrage, en 1863, j'ai déjà tenté de montrer les avantages qu'on procure aux malades, atteints de cancer du rectum, en détournant le cours ordinaire des matières, en les empêchant de passer sur les points malades, par l'établissement d'un anus contre nature dans la région lombaire gauche. J'ai publié depuis, en 1865 (2), quelques observations qui montrent que cette opération diminue beaucoup les symptômes pénibles de cette maladie et qu'elle en retarde les progrès. J'ai depuis à ajouter trois cas, dans lesquels je pratiquai la colotomie dans ce seul but. L'un d'eux est celui d'une dame qui avait une fistule recto-vaginale produite par une ulcération cancéreuse; elle vit ses souffrances cesser presque entièrement après l'opération, elle se trouva beaucoup mieux au moral et au physique et put se mettre seule dans son bain de siège. Elle survécut trois mois à l'opération.

(1) Je n'ai pas en vue les cas de cancer de l'anus qui s'étendent dans le rectum. L'excision répond aux indications chirurgicales du plus grand nombre de ces derniers cas ainsi que je le démontrerai dans le chapitre suivant.

(*a*) Monsieur le professeur Verneuil a, dans une leçon clinique (Gaz. hebd., mars 1873) préconisé la rectotomie linéaire comme traitement palliatif du cancer du rectum. Il a observé en effet que par cette opération on peut remédier à la douleur, à la septicémie lente, au ténesme et au ballonnement du ventre. Il a eu l'occasion de pratiquer six fois cette opération et chaque fois il a soulagé les malades et prolongé leur existence.

(*Note du traducteur.*)

(2) Lancette, janvier 1865.

Le second cas est celui d'un homme de 45 ans qui souffrait horriblement des régions sacrées et lombaires surtout après les selles qui étaient accompagnées d'angoisses terribles. Ces symptômes s'amendèrent notablement quand les selles, détournées de leur voie ordinaire, passèrent par l'anus artificiel. Il survécut huit mois et mourut de consomption.

Le troisième cas est celui d'un homme de trente-neuf ans, qui, venu du Yorkshire à l'hôpital de Londres, souffrait beaucoup d'un cancer du rectum qui avait débuté seize mois auparavant. La maladie était arrivée à un tel point qu'il ne pouvait plus retenir ses matières et qu'il s'écoulait constamment par l'anus, un pus fécaloïde parfois mêlé de sang. Il guérit très bien de l'opération, l'anus artificiel réussit au mieux, les selles devenues régulières se renouvelaient deux fois par jour. Ses douleurs excessives du sacrum disparurent rapidement et cinq mois plus tard, il avait toutes les apparences de la santé et avait augmenté de poids. Malheureusement il maigrit bientôt de nouveau, perdit ses forces et mourut de faiblesse neuf mois après l'opération.

Depuis ces dernières publications, j'ai eu l'occasion de pratiquer six fois la colotomie lombaire pour des cancers douloureux du rectum sans rétrécissements. Beaucoup de chirurgiens ont imité mon exemple et nous avons pu ainsi prolonger la vie, plus longtemps même que dans les derniers cas que je viens de citer. On doit donc considérer la colotomie lombaire comme une opération indiquée pour soulager les souffrances de cette douloureuse maladie (1).

(1) Il y a longtemps déjà, Amussat avait conseillé cette opération pour arrêter les progrès du cancer du rectum et prolonger la vie des malades, mais il n'est pas prouvé qu'il l'ait jamais pratiquée lui-même.

CHAPITRE XIV.

CANCER ÉPITHÉLIAL DE L'ANUS ET DU RECTUM.

L'anus est sujet à une forme moins grave de cancer : la forme épithéliale qui attaque surtout les parties du corps où la peau et la membrane muqueuse s'unissent, telles que les lèvres, les paupières, le prépuce et l'extrémité du pénis.

Les caractères extérieurs du cancer épithélial de l'anus sont les mêmes que ceux qu'on observe dans les autres régions, et la maladie se propage ordinairement jusque dans le rectum. Les observations suivantes sont des exemples remarquables de cette maladie et montrent le meilleur traitement qu'on puisse employer en pareil cas.

Cancer épithélial de l'anus et du rectum guéri par l'excision après des essais répétés de traitement.

Observation XXIX. — Mrs M..., âgée de 40 ans, dame anglaise, mariée à un professeur allemand, sans avoir jamais eu d'enfants, vint me consulter au mois d'avril 1855. A l'examen, je trouvai une ulcération large, saillante et légèrement indurée qui occupait tout le côté droit de la partie postérieure du rectum, au niveau du muscle sphincter et qui remontait, à la distance d'environ un pouce et demi (quatre centimètres). L'ulcération était un peu plus large qu'une pièce de cinq francs. L'introduction du doigt déterminait un léger suintement sanguinolent. Le principal symptôme dont elle se plaignait était une douleur cuisante très fréquente, qui devenait plus intense, après les évacuations. Celles-ci étaient accompagnées, ordinairement, de l'issue d'une petite quantité de sang. Il n'y avait pas de rétrécissement du rectum.

Cette femme était pâle et inquiète, mais à d'autres moments, elle semblait indemne de toute espèce de maladie. L'affection du rectum avait été observée, pour la première fois, deux ans auparavant. A ce moment, la malade habitait l'Allemagne et elle consulta feu le professeur Siebold, de Jena (Saxe-Weimar), qui excisa la partie malade, en septembre 1853, avec l'aide du chloroforme.

Elle se remit lentement de cette opération et parut bien guérie, jusqu'en juillet 1854, époque à laquelle la maladie récidiva et la douleur redevint aussi intense qu'auparavant.

Elle alla, sur ces entrefaites, à Paris et se confia aux soins d'un chirurgien allemand qui exerçait dans cette ville. Il fit sur l'ulcère des applications caustiques répétées et, comme il n'en obtenait pas de bons succès, il proposa à la fin l'usage du cautère actuel qui fut appliqué en février 1855, après que la malade eut été soumise au chloroforme. Elle eut recours aux soins de ce praticien pendant six mois, mais, d'après son dire, elle n'éprouva aucun bénéfice de son traitement et ne fut jamais soulagée de ses douleurs lancinantes, à n'importe quelle époque. On lui conseilla alors de venir à Londres, pour demander d'autres avis et sur la recommandation du docteur Swayne de Clifton, elle vint me consulter.

Je n'avais aucun doute sur la nature de la maladie et je proposai l'opération de l'excision ; mais, considérant l'insuccès du premier traitement, je conseillai à son mari de demander encore un autre avis.

Je rencontrai, quelques jours après, M. Hilton en consultation et il fut d'accord avec moi que la maladie était un cancer épithélial et qu'il fallait l'enlever entièrement à l'aide du bistouri.

L'insuccès qu'on avait déjà éprouvé faisait douter à la malade et à son mari de l'efficacité d'une nouvelle incision. Je n'entendis plus parler d'eux pendant un mois. Pendant ce temps, ils cherchèrent encore d'autres conseils et firent savoir mon opinion au professeur Liebolt qui leur écrivit de se soumettre à l'opération ; ils eurent alors recours à mes soins.

Le 30 mai 1855, après avoir bien vidé les intestins, la malade fut soumise au chloroforme et j'excisai alors la tumeur en ayant le soin de dépasser largement les limites du mal. En agissant ainsi, j'enlevai presque toute l'épaisseur du muscle sphincter du côté droit. En portant le bout de l'index de la main gauche, au delà du bord supérieur de l'ulcère, je me guidai sur lui pour faire mon incision et je fus certain d'enlever complètement la partie du mal, située profondément dans le rectum. Plusieurs grosses artères qui saignaient largement furent d'abord liées. Ce temps de l'opération fut assez difficile à cause de la situation profonde des parties dans le bassin, à la suite de la rétraction du muscle releveur de l'anus. Je tamponnai soigneusement la plaie. Il n'y eut aucun symptôme consécutif fâcheux. La plaie guérit très lentement ; mais sans accidents et se ferma tout à fait vers le 9 août.

Quelques semaines après l'opération, la malade fut dans l'impossibilité de retenir ses matières fécales, mais cet inconvénient disparut à mesure que la plaie se ferma, excepté lorsque les matières étaient extrêmement liquides.

Le rétrécissement de l'anus fut bien moins marqué qu'on ne pouvait s'y attendre, eu égard à la quantité de parties molles et de muscle sphincter qui avait été enlevée. L'ouverture permettait aisément le passage de l'index.

Sept années se sont écoulées depuis l'opération et il n'y a pas eu de récidive de la maladie, au niveau du rectum, mais depuis les douze derniers mois la malade souffre d'une tumeur de nature douteuse, située à la partie supérieure du bassin.

La pièce anatomique enlevée et examinée au microscope présenta tous les caractères d'un cancer épithélial.

Cancer épithélial de l'anus et du rectum enlevé par l'excision.

Observation XXX. — E. C..., femme mariée, assez forte de taille, âgée de 49 ans, et mère de plusieurs enfants fut admise à l'hôpital de Londres le 11 janvier 1855. Elle était pâle, mais d'une santé assez satisfaisante. Elle souffrait depuis seize ans de ce qu'elle croyait être des hémorrhoïdes, et elle était sujette à des hémorrhagies. Trois mois environ avant son admission, son chirurgien excisa une tumeur de l'anus qu'elle nous décrivit comme ayant le volume d'un œuf de poule. La partie guérit mais s'ulcéra ensuite, en donnant lieu à la maladie actuelle. Depuis l'apparition de celle-ci, elle avait souffert de douleurs aiguës, irrégulières dans la partie malade et surtout de l'ulcération, au moment du passage des matières.

Personne dans sa famille n'avait jamais eu de cancer. L'exploration me fit voir une tumeur ulcérée qui occupait le côté droit de l'anus, remontait à une certaine distance, dans le rectum, avait le volume d'une pièce de cinq francs et n'était pas très dure. Les bords étaient saillants, déchiquetés et légèrement repliés ; la surface en était irrégulière. Un petit fragment détaché de la tumeur et examiné au microscope présenta tous les caractères du cancer épithélial. Il y avait aussi dans le voisinage de la grande ulcération, des tumeurs en forme de choux-fleurs, situées du côté opposé de l'intestin, mais elles n'étaient ni dures, ni ulcérées et je ne les considérai pas comme cancéreuses.

Le jour qui suivit son admission, j'excisai, après avoir bien vidé les intestins, la tumeur cancéreuse, en enlevant une portion considérable du muscle sphincter du côté droit. Il y eut une hémorrhagie assez abondante par plusieurs vaisseaux dont les orifices s'étaient profondément rétractés. Je pus y remédier avec assez de peine et je tamponnai ensuite la plaie.

La malade supporta très bien l'opération sans l'usage du chloroforme qu'elle avait refusé de prendre. J'administrai après une potion astringente avec de l'opium, les intestins restèrent sans se vider jusqu'au cinquième jour, et il fallut recourir à l'huile de ricin. La malade n'éprouva plus de douleurs aiguës et la plaie guérit bientôt après.

Je touchai avec la potasse caustique les végétations molles, situées près de l'anus et à l'aide de trois ou quatre applications elles disparurent graduellement. Je lui donnai son exeat le 14 avril, la plaie était tout à fait guérie L'anus se rétracta un peu mais il arriva promptement à permettre l'introduction du doigt et il n'y eut aucune difficulté, pendant la défécation. La malade put, comme auparavant, retenir ses matières fécales. Elle conserva cependant une grande prédisposition aux végétations, situées près de l'anus, et, depuis son départ de l'hôpital, elle revint plusieurs fois pour se faire appliquer de la potasse caustique sur leur surface. On toucha aussi la partie avec une solution de nitrate d'argent.

Au bout d'un certain temps, elle cessa de venir aux consultations, et, en janvier 1856, on l'admit de nouveau pour traiter un grand nombre de végétations molles et saillantes situées au voisinage de la cicatrice anale. Les végétations n'étaient pas ulcérées et ne causaient aucune souffrance; mais, dans la crainte qu'elles ne devinssent le siège d'une dégénération cancéreuse, je crus utile de les enlever, ce que je fis le 28 par la méthode de l'excision, après avoir chloroformé la malade.

Je trouvai que ces végétations n'étaient que de simples tumeurs épithéliales, formées par une hypertrophie des éléments normaux de la partie. La plaie guérit heureusement, et la malade reçut encore une fois son exeat, au commencement de février, et je lui recommandai de toucher la partie avec une solution assez forte de nitrate d'argent.

La tendance à la reproduction de ces végétations sur la muqueuse, placée au-dessus de l'anus, quoique partiellement arrêtée par cette lotion, continua d'une façon inquiétante, et, en septembre de la même année, la malade fut admise à l'hôpital, pour la troisième fois, pour des tumeurs nouvelles qui s'étaient reproduites.

Elles étaient légèrement saillantes et présentaient des caractères exactement semblables à celles que j'avais enlevées en janvier et parfaitement exemptes d'ulcérations. Je fis disparaître, cette fois, ces végétations par des applications répétées d'un caustique, composé d'une partie de chlorure d'antimoine, d'une partie de chlorure de zinc et de trois parties de plâtre de Paris. Cette composition formait une sorte de pâte très commode à employer, mais elle causa beaucoup de douleurs qui durèrent plusieurs heures et qu'il fallut calmer par des doses assez fortes d'opium.

La malade resta à l'hôpital jusqu'au milieu de novembre. Les végétations n'avaient pas complètement disparu, mais elle était désireuse de retourner chez elle pour des raisons de famille.

En février 1857, je l'admis encore pour de grosses végétations aplaties voisines de l'anus qui formaient deux masses considérables et une petite.

La surface d'une végétation appartenant à la première masse était ulcérée, présentait une certaine induration et était assez douloureuse. Le 12, je touchai ces points voisins de l'anus avec l'acide nitrique concentré. Peu de jours après, j'appliquai sur la plaie une solution de nitrate d'argent et elle guérit sans que l'orifice anal fût ultérieurement rétréci. La douleur cessa complètement.

Il y eut ensuite une légère menace de reproduction des végétations, mais elles disparurent par une application d'acide nitrique concentré. Je considérais alors ma malade comme guérie, mais, au bout de quelques semaines, elle eut au cou un engorgement glandulaire du côté gauche, au-dessous de la mâchoire inférieure qui se termina par un abcès que j'ouvris le 26 mars. Une semaine après elle eut un érisypèle de la face qui eut malheureusement une issue funeste le 8 avril. L'autopsie fut faite, et je ne trouvai point de ganglions engorgés ni de trace de maladie organique interne.

Cette observation est remarquable par son extrême tendance à la formation des végétations, tendance limitée à la peau du voisinage de l'anus contracté. La masse enlevée en janvier 1856, une année après l'excision du cancer, consistait en tissus cellulaires, en papilles hypertrophiées et en cellules épidermiques considérablement proliférées. Comme ces éléments présentaient leur disposition normale, que les cellules n'avaient pas envahi les tissus sous-jacents et qu'il n'y avait ni lacunes, ni cellules déchiquetées, ni aucune espèce d'éléments hétérogènes, j'en conclus que la tumeur était bénigne.

Les végétations qui survinrent ensuite furent enlevées par le moyen des caustiques qui produisirent des douleurs considérables et je me convainquis une fois de plus, comme mon expérience sur l'emploi des caustiques pour les tumeurs adhérentes à la peau me l'avait déjà appris, que ces caustiques sont bien plus douloureux que le bistouri. Il était indispensable de détruire ces végétations à mesure qu'elles se produisaient, non seulement à cause de l'irritation qu'elles amenaient à leur suite; mais aussi, parce qu'il était à craindre de les voir dégénérer en une maladie cancéreuse.

Ces deux observations montrent qu'on peut exciser une grande partie du muscle sphincter, sans affaiblir d'une façon sérieuse, sa puissance à retenir les matières et sans rétrécir assez l'orifice, ce qui empêcherait notablement leur passage.

L'excision est le traitement le plus convenable pour obtenir la disparition complète des tumeurs cancéreuses épithéliales d'un certain volume, situées aux environs de l'anus. Des caustiques puissants, même le cautère actuel, échouèrent dans la tentative de guérison du cas de Mme M....

Le bistouri présente un grand avantage ; avec lui, le chirurgien est presque certain d'enlever la totalité de la tumeur existante, tandis que l'étendue de l'action d'un caustique est toujours incertaine et qu'il peut détruire trop, ou trop peu.

On peut objecter à cette manière de voir que, dans le cas de Mme M...., la première opération d'excision échoua, puisque la maladie récidiva ; mais il est bien probable que le professeur Siebold n'était pas alors bien certain de la nature exacte de la maladie, qu'il la considérait comme une végétation innocente et qu'il n'eut peut-être pas le soin d'exciser largement toutes les parties malades.

Nous avons certainement lieu de croire ce que nous avançons, non seulement, parce que la maladie est rare, mais aussi, à cause de cette circonstance que cet éminent chirurgien, quand il fut appelé vingt mois plus tard à donner son avis, conseilla de renouveler l'opération comme je l'avais proposé.

La longueur du temps qui s'écoula depuis l'opération

sans qu'il y eût de récidive de l'affection cancéreuse, sept ans dans le premier cas et plus de deux ans dans le second, suffit pour prouver que dans chacune de ces observations, la tumeur avait été enlevée complètement.

En excisant les végétations de l'anus qui s'étendent jusque dans le rectum, le chirurgien ne peut pas prendre trop de soins pour éviter les dangers d'hémorrhagie. Si l'excision remonte au-dessus du sphincter, les parties qui ont été le siège de l'opération se rétractent profondément sous l'influence du releveur de l'anus, et le sang peut s'écouler en grande quantité dans l'intestin, sans que rien ne donne l'alarme au dehors.

Une femme âgée de 31 ans avait un large cancer épithélial de l'anus qui fut excisé par un chirurgien de province. Il y eut une abondante hémorrhagie primitive qui fut maîtrisée par le cautère actuel. Elle ne se remit jamais complètement et la mort arriva le quatorzième jour, à la suite d'une suppuration diffuse suivie de gangrène (1).

En août 1860, j'enlevai une énorme végétation épithéliale du rectum, à un gentleman âgé de 66 ans, qui souffrait aussi d'une maladie de cœur. Il n'y eut pas beaucoup d'écoulement de sang au moment de l'opération, mais j'eus le soin de laisser un aide auprès du malade. Deux heures après, on m'appela en toute hâte, le malade avait rendu une grande quantité de sang par les selles. Cet écoulement provenait d'une grosse artère, placée au sommet de la plaie, et qui était si profondément rétractée, que le chirurgien que j'avais installé auprès du malade ne put parvenir, sans aide, à lier le vaisseau. Je sentis les pulsations du vaisseau, je le saisis avec les parties environnantes à l'aide d'une pince, je l'attirai en bas et j'en fis la

(1) Medical Times, vol. I, p. 498.

ligature. L'hémorrhagie s'arrêta et le malade alla bien pendant une semaine, mais alors il fut pris d'une diarrhée violente et, après une selle très abondante survenue deux jours plus tard, il expira subitement. Dans les cas d'hémorrhagie consécutive à l'opération, si le chirurgien ne peut pas trouver le vaisseau qui donne du sang, ou parvenir à arrêter l'écoulement, il doit tamponner la plaie d'après la méthode indiquée plus haut. J'ai toujours réussi par ce procédé et je n'ai jamais eu l'occasion d'employer le cautère actuel.

D'ordinaire, le cancer épithélial débute par l'anus, il peut cependant commencer par la muqueuse intestinale. Il y a quelques années, je rencontrai une vieille femme, chez laquelle le cancer avait attaqué une portion de l'iléum qui se trouva comprise dans une hernie étranglée, ce qui permit de l'opérer.

Ulcère épithélial cancéreux considérable du rectum.

Observation XXXI. — Mrs R..., de Liverpool, femme d'environ 60 ans, forte, me consulta en février 1856, croyant souffrir d'hémorrhoïdes. Elle présentait une apparence d'une assez bonne santé, mais elle se plaignait parfois de douleurs dans le rectum surtout après une selle solide, quoiqu'il n'y eût aucun obstacle à la défécation. Cette douleur n'était ni constante ni excessive et ne troublait pas le sommeil de la nuit. Elle était parfois sujette à de légères pertes de sang.

L'exploration me fit découvrir, au niveau du sphincter, une grande ulcération saillante située au côté gauche et postérieur du rectum. Elle n'était ni très dure, ni très sensible. Je pouvais atteindre à peine son extrémité supérieure avec la pointe de mon index. Autant que la patiente put me renseigner, la maladie durait depuis deux ans, et elle était disposée à subir le traitement que je lui conseillerais quel qu'il fût.

Mais l'excision complète d'une tumeur de l'anus aussi considérable, ne pouvait pas se faire sans danger surtout chez une femme arrivée à un âge avancé; et, d'ailleurs, la maladie ne faisait que des progrès extrêmement lents, ne causait que peu de douleurs et n'avait, pendant deux ans, qu'à peine ébranlé l'état général; je pensai qu'il était de l'intérêt de la malade d'employer plutôt des moyens propres à soutenir l'état général et à diminuer l'intensité des symptômes.

Je lui prescrivis donc une médication tonique accompagnée de laxatifs doux et je touchai l'ulcération avec une solution de nitrate d'argent. Cette application réussit à enlever la sensation de douleur ulcéreuse et à diminuer l'écoulement sanguin. La malade prit aussi de petites doses de morphine, quand les douleurs étaient plus prononcées que d'ordinaire.

Au bout d'une semaine, une tumeur située au bord inférieur de l'ulcère sortait de l'anus et causait de la douleur, quand la malade s'asseyait ainsi qu'à d'autres moments. Comme cette tumeur pouvait encore augmenter et causer plus d'ennui encore, je l'excisai avec une paire de ciseaux courbes.

La surface de section donna une assez grande quantité de sang et je dus lier deux vaisseaux. L'opération produisit un grand soulagement, et l'écoulement de sang de l'ulcère disparut, et après être restée quelques semaines dans mon service, elle retourna chez elle.

La portion enlevée, examinée au microscope avait bien les caractères du cancer épithélial, et je n'ai pas revu la malade depuis, mais en février 1858, deux ans plus tard, son chirurgien, M. Edgard répondit aux informations que je prenais sur sa santé, en me disant que la maladie faisait le tour complet de l'anus et s'étendait à peu près à deux pouces (cinq centimètres) dans l'intérieur du rectum.

Il n'en résultait néanmoins que peu d'obstacle et peu de douleur ordinairement au moment de la défécation; sa douleur était celle d'un ulcère qui devenait plus pénible, quand elle faisait de l'exercice. Une hémorrhagie légère apparut plusieurs fois, mais elle ne fut considérable qu'en deux occasions. La dernière fois qu'elle se produisit, elle fut d'une pinte (un demi-litre) environ et on ne put l'arrêter qu'avec difficulté au moyen d'agents styptiques aidés de la compression.

Les glandes inguinales n'étaient pas engorgées et il n'y avait aucune trace de maladie cancéreuse intérieure et la santé générale n'avait pas beaucoup souffert. M. Edgard ajoutait qu'elle lui paraissait aussi bien que quand elle était à Londres dans mon service. Son appétit était bon et elle dormait bien. Elle mourut le mois de novembre suivant, cinq ans environ après le début de la maladie.

Le cancer épithélial du rectum diffère, sous beaucoup de rapports, des maladies malignes qui affectent le plus souvent cet organe. Le cancer squirrheux et médullaire produit d'ordinaire, tôt ou tard, quelque rétrécissement ou quelque oblitération du passage et présente une grande tendance à envahir les parties voisines. Dans le cancer épithélial, j'ai rarement observé d'obstacle à la défécation et j'ai presque toujours trouvé le passage libre et non rétréci. Les malades ne se plaignent pas non plus d'une douleur extrême située au niveau du sacrum, comme les personnes qui sont affectées de squirrhe du rectum ; ils n'éprouvent pas de ténesme douloureux, au moment de la défécation, sensation qui rend si pénibles les souffrances de ceux qui sont atteints de cancer véritable du rectum. Les malades ne tombent pas dans la cachexie cancéreuse, ne sont pas émaciés et n'ont pas cette pâleur et cet état d'anxiété qu'il est si ordinaire d'observer dans les affections malignes.

Il est très important de reconnaître dès le début, un cancer épithélial de l'anus et de la partie inférieure du rectum, puisque c'est une maladie à laquelle on peut remédier efficacement par l'opération. Quand le chirurgien rencontre un ulcère saillant avec une surface inégale et des bords indurés, sans amener, même s'il s'étend, dans le rectum de grandes douleurs ni de rétrécissement du calibre de l'intestin, il doit soupçonner l'existence d'un cancer épithélial et traiter la maladie en conséquence. On ne peut déterminer avec certitude le véritable caractère de la maladie que par un examen du tissu morbide au microscope.

CHAPITRE XV.

CANCER MÉLANIQUE DE L'ANUS.

Je n'ai jamais observé de cas de cancer mélanique de la marge de l'anus, et cependant c'est une partie que nous devons regarder comme sujette à cette maladie. M. Moore observa un cas de ce genre à l'hôpital de Middlesex.

C'était un homme de 61 ans, qui avait au côté droit de l'anus une tumeur mélanique fongueuse ulcérée et saignant au moindre contact. On excisa la partie malade qui comprenait les trois cinquièmes du sphincter. La maladie guérit très bien sans que l'intestin perdît aucune de ses fonctions.

Le malade conserva une bonne santé pendant un an, mais plus tard la maladie récidiva dans le rectum, amena de la cachexie et tous les symptômes ordinaires d'une affection maligne de l'intestin, sans qu'il y eût de récidive, au siège de l'ancienne opération (1).

Comme dans le cancer épithélial, le meilleur traitement est de faire une excision prompte des parties malades.

CHAPITRE XVI.

OBSTRUCTIONS DU RECTUM ET OPÉRATIONS QU'IL FAUT PRATIQUER POUR Y REMÉDIER.

J'ai établi qu'un rétrécissement du rectum se forme quelquefois à sa partie supérieure, au point où il s'unit

(1) Medical Times, march 1857.

avec le côlon et que ce même point est aussi sujet au cancer.

Les maladies de l'intestin, situées assez haut pour être hors de l'atteinte du doigt, échappent presque certainement au diagnostic jusqu'à la manifestation des symptômes sérieux. L'inconvénient qui résulte d'un rétrécissement en cet endroit est d'ordinaire assez léger, pour qu'on ne puisse soupçonner son existence, jusqu'à ce que l'intestin soit obstrué par l'arrêt de fécès durcies ou de quelques corps solides, tels qu'un noyau de prune arrêté contre la partie rétrécie.

Quand le rétrécissement est placé près de l'anus, le chirurgien peut déloger et extraire les matières qui bloquent, ainsi l'orifice et, dans les cas de contraction excessive, on peut obtenir quelque soulagement par la dilatation, l'incision ou les injections faites au moyen d'un tube flexible.

Mais si le rétrécissement arrive, comme c'est le plus fréquent à la terminaison de l'S iliaque et par conséquent hors de l'atteinte du doigt, le malade court le risque de succomber au moment de l'opération, et la vie du malade est constamment en butte à un danger menaçant, par suite d'une constipation insurmontable.

Dans la période initiale de l'obstruction, tant que le doute existe sur sa nature et son siège, on donne des purgatifs et des lavements pour tâcher de triompher de la constipation. Après avoir essayé de ces moyens largement et autant qu'il est raisonnable, il ne faut pas les continuer. Quand les injections reviennent sur elles-mêmes, on peut soupçonner l'existence de l'obstruction. Quand l'obstacle siège dans le gros intestin, que le malade est traité judicieusement et que son estomac n'a pas été fatigué par des doses répétées de purgatifs drastiques, il peut s'écouler encore une longue période de temps, avant que les forces vitales ne s'épuisent. Il y a des malades qui ont pu prendre par la bouche des aliments liquides en petites quantités tels que du vin, du *thé de bœuf*, du lait, d'autres ont pu être alimentés par des lavements de liquides nourrissants et se soutenir ainsi pendant quatre, cinq et six semaines sans avoir aucune selle. Dans cet intervalle, l'idée d'avoir recours à une opération pour donner une issue aux fécès vient nécessairement à la pensée du chirurgien. Le premier point à éclaircir est de déterminer exactement le siège de l'obstruction. On trouve d'abord qu'on ne peut faire entrer dans l'intestin qu'une petite quantité de liquide et que ce liquide revient promptement incolore, qu'un tube flexible ne pénètre pas au delà de huit pouces (vingt centimètres) (1) et si sa marche n'est pas arrêtée à cette distance, on sent à l'aide du doigt introduit en même temps dans le rectum, l'extrémité de la sonde qui s'est repliée après avoir butté contre l'obstacle.

On peut tracer à l'extérieur, dans la région iliaque gauche, le trajet du côlon distendu. Quand ces signes sont accompagnés d'une douleur spontanée ou provoquée par la pression, ressentie du côté gauche, au niveau de la partie supérieure du sacrum, ils indiquent assez nettement la situation exacte de l'obstruction. Et, comme il est rare qu'un obstacle se présente à l'union du côlon et du

(1) Pour explorer le gros intestin dans les cas d'obstruction, le chirurgien doit se servir d'une longue sonde creuse de moyen calibre, ouverte à son extrémité. Celle-ci peut facilement s'arrêter en s'accrochant aux replis de l'intestin ou en buttant contre le promontoire du sacrum. Mais en adaptant à son autre extrémité une seringue au moyen de laquelle un aide injecte de l'eau de graine de lin tiède, en même temps que le chirurgien pousse la sonde, on parvient ainsi à éviter ou à franchir les obstacles que nous venons de signaler.

rectum, quand il ne reconnaît pas pour cause un rétrécissement simple ou de nature maligne, le chirurgien se trouve presque édifié sur la nature du cas auquel il a affaire. Sa conviction se trouvera encore fortifiée, s'il apprend, comme renseignement, que le malade a eu auparavant des crises de constipation et qu'il lui était difficile d'avoir des selles régulières.

Il faut ajouter que malgré tous ces moyens le diagnostic peut être difficile. J'observai un cas de rétrécissement à l'union du côlon et du rectum, dans lequel des chirurgiens que je consultai hésitèrent à se prononcer sur le siège positif de la maladie (1).

Dans un autre cas d'étranglement interne que l'on opéra sans succès, les chirurgiens furent tout à fait trompés. L'intestin grêle distendu qui occupait le bassin, comprimait tellement le rectum que les injections ne pouvaient y pénétrer et que la sonde ne put passer et se replia sur elle-même. On en conclut que l'obstacle se trouvait à l'extrémité du côlon, tandis qu'il était dans l'iléum ainsi qu'on put s'en assurer après la mort.

Quand le sphincter est relâché et très dilatable, le chirurgien, s'il a une petite main, peut, après l'avoir bien graissée, l'introduire lentement dans le rectum, jusqu'au niveau du rétrécissement et en déterminer ainsi exactement la nature et le siège.

Les cas d'obstructions qui nécessitent l'opération, se présentent plus souvent, à la suite des affections cancéreuses, qu'après un simple rétrécissement. Les divers points de la partie inférieure de l'intestin sont extrêmement sujets

(1) L'invagination peut arriver dans cette portion de l'intestin ; mais en pareil cas, on sentirait l'intestin invaginé dans le rectum. Les accumulations de fécès durcies qui se feraient au même point, pourraient être déplacées, en introduisant un tube un peu long par lequel on ferait des injections.

à se contracter et à s'obstruer par des végétations carcinomateuses, à un point tel, que le passage des fécès se trouve complètement fermé.

La possibilité de diagnostiquer la cause et le siège de l'obstruction à la partie inférieure du canal alimentaire, place ces cas, dans une catégorie bien distincte de ceux de l'étranglement interne. Dans celle-ci, quels que soient les soins et l'habileté du chirurgien, quelles que soient les heureuses circonstances, où le malade se trouve, le diagnostic de la nature de l'obstacle est toujours entouré d'une grande obscurité. De plus, il n'y a pas lieu d'attendre longtemps dans l'espoir que l'obstacle cédera; et c'est ce qui embarrasse le praticien, quand il a à traiter de ces cas difficiles. En effet, quand les moyens ordinaires n'ont pas réussi à procurer du soulagement, il est du devoir du chirurgien de conseiller l'opération de l'anus artificiel, avant que l'inflammation ne survienne, que les intestins ne soient trop compromis par une trop grande distension et avant que l'état général ne soit trop épuisé pour permettre ensuite la guérison du malade. Plus ce délai se prolonge, moins grandes sont les chances de guérison après l'opération, chacun est d'accord sur ce point. Dans un cas qui ne fut opéré à l'hôpital de Londres que le quinzième jour de l'obstruction et qui eut une issue fatale, je trouvai à l'autopsie l'enveloppe péritonéale du côlon tranverse détachée dans une étendue d'environ six pouces (quinze centimètres).

L'opération de la colotomie devient nécessaire, non seulement à cause de la difficulté qu'éprouve le malade à vider ses intestins, mais aussi, comme je l'ai mentionné dans le chapitre précédent, à cause des souffrances excessives que procure cette maladie.

L'année dernière, j'ai pratiqué à Dublin, la colotomie

sur un de mes amis, membre distingué du corps médical. Il sollicitait cette opération pour se soulager des souffrances que provoquait le passage des matières du côlon dans la vessie. Il mourut d'épuisement, trois semaines après, mais pendant ce temps, il ne ressentit plus les douleurs qui l'avaient tant tourmenté autrefois. Dans deux cas d'obstructions de nature cancéreuse, j'ouvris le côlon dans la région lombaire, car les malades éprouvaient de très grandes souffrances à la suite de la formation, au-dessus du rétrécissement, d'une ouverture anormale qui communiquait avec la vessie.

Dans un cas très malheureux du même genre, rapporté par M. Pennell, une communication anormale se forma entre le rectum, la vessie et l'urèthre; il y avait aussi un rétrécissement infranchissable et il en résulta tant d'irritation et de misères que le malade s'estima très heureux de se soumettre à l'opération de la colotomnie, pour obtenir un peu de soulagement.

En traitant du cancer, j'ai fait remarquer que dans certaines circonstances, bien qu'il n'y ait pas de rétrécissement, il est du devoir du médecin de proposer la colotomie, pour épargner au malade toutes les souffrances qu'occasionne cette affection pendant le peu de temps qui lui reste à vivre.

Les dangers inhérents à l'opération de colotomnie sont beaucoup moins grands qu'on le suppose d'ordinaire, et parmi les cas d'insuccès que j'ai eu l'occasion d'observer, il fallait attribuer surtout l'issue fatale, au retentissement de la maladie d'intestins sur l'état général du malade (1). On a pratiqué si souvent avec un résultat heureux des opérations d'anus contre nature, que cette manière de

(1) Medico-chirurgical Trans., vol. XXXIII.

faire est aujourd'hui établie et entrée dans le domaine chirurgical.

Tous les praticiens admettent que le meilleur procédé opératoire est d'ouvrir le côlon descendant dans la région lombaire, au point où il n'est pas recouvert par le péritoine. On ne pratique plus que rarement l'ouverture dans l'aine, car le péritoine est intéressé et l'anus situé dans le pli de la cuisse.

On ouvre le côlon descendant, dans la région lombaire gauche, de la manière suivante : on place le malade sur une table étroite d'une hauteur convenable, on l'incline sur le côté droit en le faisant reposer un peu sur la partie antérieure du corps, de manière que le dos se présente au jour d'une fenêtre. On met sous la partie inférieure de l'abdomen, un coussin, afin que le côté gauche repoussé fasse une certaine saillie. Le chirurgien se place devant le malade, mais de manière à ne pas intercepter la lumière ; il peut marquer, avec de l'encre ou de la teinture d'iode, le point où il doit faire l'incision pour chercher et ouvrir l'intestin : c'est à deux travers de doigts au-dessus de la crête iliaque et au milieu de la ligne qui réunit l'épine iliaque antérieure à l'épine iliaque postéro-supérieure. On anesthésie le malade au moyen de l'éther (1) et on fait l'incision dans la région lombaire en la commençant au niveau du sommet des apophyses transverses et en la prolongeant en dehors à une distance de quatre ou cinq travers de doigts. On sectionne les muscles en travers jusqu'au fascia transversalis qu'on incise sur une sonde cannelée. Au-dessous du fascia, on trouve dans le tissu cellulaire graisseux lâche, la partie postérieure du côlon. Quand il

(1) J'ai tout à fait renoncé au chloroforme pour cette opération, comme pour beaucoup d'autres. J'ai perdu deux de mes malades opérés de colotomie, à la suite de vomissements incoercibles produits par le chloroforme.

n'y a pas de graisse, le fascia glisse sur la partie postérieure de l'intestin, il ressemble alors beaucoup au péritoine, et cette disposition peut un instant embarrasser l'opérateur. Quand le côlon est à découvert on le reconnaît à la présence de la bande longitudinale qu'il présente. On le saisit alors à l'aide d'une pince, on le tire vers la plaie extérieure et on y pratique une incision longitudinale.

L'ouverture doit avoir au moins un pouce (25 millim.) de long. On fixe les bords de la plaie intestinale aux lèvres de la plaie cutanée, par quatre points de suture de soie un peu forte, deux de chaque côté. C'est la partie la plus essentielle du manuel opératoire, car on empêche ainsi l'issue des matières fécales dans le tissu cellulaire, et l'ouverture intestinale se trouve au niveau de la peau, au lieu d'être placée dans le fond de la plaie et on n'éprouve plus tard aucune difficulté à maintenir béante, l'ouverture anale artificielle. Si dans l'opération, on intéresse l'une des branches des artères lombaires, il suffit de la lier. On peut aussi blesser la branche abdominale de la douzième paire dorsale et le tronc musculo-cutané postérieur ; si cela arrivait, on en ferait aussi la ligature.

M. Bryant pratique une incision oblique, il la préfère à la précédente, parce qu'elle donne plus de place au chirurgien pour chercher le côlon, quand il est vide, et qu'elle se trouve dans la direction des nerfs et des vaisseaux et diminue ainsi de beaucoup les chances de les intéresser, pendant l'opération. Il fait donc une incision de quatre ou cinq pouces qui commence à un pouce et demi de la colonne vertébrale à gauche, au-dessous de la dernière côte et se dirige de haut en bas et d'avant en arrière, vers l'épine iliaque antéro-supérieure, de sorte que cette incision coupe obliquement, au milieu le bord externe du muscle carré des lombes. On sectionne ensuite les muscles abdominaux sur une sonde cannelée (1).

La colotomie lombaire est une opération facile chez les sujets émaciés dont le côlon est fortement distendu. Mais dans d'autres conditions, on peut éprouver les plus grandes difficultés à ouvrir l'intestin, dans la portion qui n'est pas recouverte par le péritoine. Je connais deux cas dans lesquels des chirurgiens d'hôpitaux ont ouvert l'intestin grêle au lieu du côlon. Chez les personnes grasses, le côlon lombaire se trouve à une grande distance de la surface de la peau, et il faut, pour l'atteindre, faire une incision large et profonde. Dans des cas analogues, j'ai éprouvé les plus grandes difficultés à rencontrer l'intestin et je sais qu'il est arrivé à certains opérateurs d'abandonner l'opération, sans avoir pu trouver l'intestin, malgré les plus persévérants efforts.

Quand l'intestin est aussi profondément situé, on peut le rendre plus proéminent, en faisant fortement comprimer l'abdomen par un aide. Un effort de toux peut encore l'amener vers la surface de la plaie. Il est assez curieux de rencontrer le côlon descendant, parfois très contracté, même à la suite d'obstructions intestinales qui durent depuis longtemps, les fécès s'étant alors accumulées dans un autre point du canal intestinal. Cet état de resserrement de l'intestin rend l'opération très difficile. Dans un cas de rétrécissement du rectum, je pratiquai la colotomie sur une femme de quarante ans ; il y avait un mois, que le passage des matières était difficile, et non seulement le côlon était revenu sur lui-même, mais il était encore comprimé contre l'épine dorsale et tellement dévié de sa position normale par l'intestin grêle énormément distendu, qu'il me fut im-

(1) Bryant. Pratice of surgery, 2e edit., vol. I, p. 681.

possible de l'atteindre, sans intéresser le péritoine. Il n'en résulta ni inflammation, ni symptômes fâcheux.

Quand le rectum est atteint d'une affection très douloureuse, mais sans obstruction, le chirurgien rend son opération beaucoup plus aisée, en passant dans le canal une sonde molle et flexible, par laquelle il injecte une grande quantité de liquide, de l'eau de gruau ou de graine de lin, de façon à distendre la partie de l'intestin qui doit être ouverte. J'ai employé ce moyen, avec avantage dans un grand nombre de cas.

En pratiquant la colotomie lombaire, le chirurgien doit avoir grand soin de faire à l'intestin, une ouverture assez large et de fixer les bords de celle-ci à l'incision de la peau, par des points de suture. Si on néglige cette précaution, l'intestin a une grande tendance à se retirer, et après l'opération, il survient un rétrécissement de l'ouverture, parfois tel, qu'on éprouve la plus grande difficulté à maintenir un orifice suffisant; les fécès passent alors dans le bout inférieur de l'intestin et le bénéfice de l'opération est perdu. C'est ce qui est arrivé dans un cas rapporté par le Dr Laffan (1).

Je vis en consultation, un homme de forte apparence qui avait subi l'opération de la colotomie des mains d'un habile chirurgien d'hôpital et chez lequel la plaie se ferma complètement, huit mois après environ. L'intervention chirurgicale avait été rendue nécessaire à cause de l'obstruction produite par un cancer de la partie supérieure du rectum ; mais, quelque temps après, le passage des matières devint moins difficile, et l'anus commença à se laisser traverser plus aisément. En même temps, l'ouverture lombaire se ferma complètement, malgré les efforts que l'on fit pour la maintenir béante, à l'aide des sondes et des bougies.

(1) Dublin Journal of medical science, oct. 1872.

Après l'opération, le seul pansement que je fasse, se compose d'un morceau de pyline spongieux mouillé, soit d'une solution de teinture d'iode (3 grains pour 4 onces), soit du liquide de Condy. Ce pansement absorbe les matières fécales, et en le renouvelant fréquemment, on entretient la propreté de la plaie et on évite l'irritation des bords. On peut encore injecter un peu de ces solutions dans les plis et les anfractuosités de la plaie.

Quand un anus artificiel de la région lombaire est bien établi, il occasionne bien moins d'inconvénients qu'on ne le supposerait tout d'abord. Quand la portion du canal alimentaire situé au-dessus de l'anus artificiel est sain d'ailleurs, les fécès ne sortent qu'à des intervalles réguliers et on empêche presque entièrement les matières fécales de sortir à d'autres moments, en faisant usage d'un tampon. On applique par-dessus un bandage contentif qui prévient la production du prolapsus intestinal qui pourrait survenir, si l'ouverture était abandonnée à elle-même.

J'ai été très frappé du peu d'inconvénient que produisait un anus artificiel situé dans les reins, chez le malade opéré à Rio-Janeiro, en 1849, par M. Pennelle, et à l'histoire duquel j'ai déjà fait allusion. Il put peu de temps après s'occuper d'affaires très importantes et vint en Angleterre, en 1854; c'est alors que j'eus l'occasion de le voir et de l'examiner. Il mourut en 1862, treize ans après l'opération. J'aurai encore l'occasion de parler plus loin des diverses conditions de l'établissement d'un anus contre nature, en traitant des opérations que nécessitent les imperforations congénitales de l'anus.

On n'atteint, dans la colotomie, aucun organe essentiel et, chez les sujets qui ne sont pas trop affaiblis par la maladie, on peut prévoir un résultat favorable. J'ai pratiqué moi-même l'opération dix-huit fois et pris part à trois autres cas (1). Quatorze malades ont guéri. Sur les sept insuccès, le résultat fatal doit être attribué chez deux malades, à l'emploi du chloroforme; chez un autre, l'obstruction comptait déjà trente jours de durée, et il y avait déjà un commencement de péritonite; je ne pratiquai l'opération qu'avec une grande répugnance et parce qu'elle avait été décidée dans une consultation de plusieurs confrères. Un quatrième mourut aussi de péritonite qui commença à se développer le troisième jour, autour du cancer du rectum. Je perdis encore un malade de pyoémie, et les deux derniers, chez lesquels le rétrécissement était complet, moururent d'épuisement, l'un le sixième et l'autre le douzième jour.

CHAPITRE XVII.

ATONIE DU RECTUM.

Dans la paraplégie, la force qui expulse les fécès est détruite aussi bien que celle qui retient les matières; il en résulte que, quand les fécès arrivent liquides jusqu'à la partie inférieure de l'intestin, elles s'échappent involontairement. Je n'ai jamais rencontré de cas bien marqués de paralysie du rectum sans paraplégie de la moitié inférieure du corps, mais j'ai observé plusieurs fois, dans ma pratique des cas de perte de tonicité musculaire et de puissance contractile de l'intestin assez prononcée pour

(1) Un grand nombre de ces cas ont été relatés (London Hospital Reports) en détail dans le Journal de médecine et dans la troisième édition de cet ouvrage.

empêcher le malade de remplir exactement ses fonctions. L'observation suivante en est un bon exemple :

OBSERVATION XXXII. — M. K..., âgé de 73 ans, officier en retraite de la marine qui avait longtemps servi dans les climats chauds, vint me consulter pour une grande faiblesse au moment de la défécation. Il avait souffert plus ou moins de cette incommodité depuis vingt ans, et il en attribuait l'origine à une attaque de dysentérie. Il avait régulièrement besoin d'aller à la selle chaque jour, mais il lui fallait beaucoup de temps et c'était pour lui un véritable supplice quotidien. Il était obligé de retirer les fécès, à l'aide du doigt.

L'examen digital me montra une ampoule rectale très flasque et une prostate hypertrophiée. Le sphincter s'élargissait très vite et très facilement. Je prescrivis des pilules d'extrait de noix vomique et d'aloès qui n'eurent pas un grand effet. Le malade obtint un excellent résultat de l'emploi de légers purgatifs salins qui, en ramollissant les selles, rendirent leur passage plus facile.

Dans ce cas, le sphincter se contractait normalement, ce qui est bien différent de ce qui avait lieu dans les observations auxquelles il est fait allusion à la page 16; dans celles-ci, la puissance d'expulsion de l'intestin était insuffisante pour surmonter la résistance que présentait un sphincter irritable et hypertrophié.

L'état atonique de l'intestin peut survenir, à la suite d'un usage trop fréquent de lavements copieux ; la quantité d'eau injectée est assez grande pour dilater l'intestin et affaiblir la puissance de sa tunique musculaire. Certaines remarques que j'ai faites; en voyageant sur le continent, ont attiré mon attention sur ce sujet, j'ai vu sur les murs des cabinets, même dans de bons hôtels, des empreintes tachées de matières qu'on avait faites, en s'essuyant les doigts et j'attribue ce fait, à l'emploi plus fréquent des lavements sur le continent que dans notre pays, ainsi que tout le monde le sait.

L'atonie du rectum peut produire une accumulation de

matières fécales. Le cas n'est pas très rare, mais il peut être méconnu par les praticiens qui ne s'attendent pas à le rencontrer. Il arrive alors que le rectum se dilate graduellement et se trouve obstrué par cet amas de matières dures et sèches, et le malade est incapable d'aller à la selle, car il ne peut plus à cause de la perte de tonicité de l'intestin distendu, produire un effort assez considérable pour triompher de la résistance qu'oppose le sphincter, au passage d'un corps aussi volumineux.

Quelques fécès indurées dans les culs-de-sac du côlon peuvent aussi se réunir, au moment où ils arrivent dans le rectum et y former une masse considérable ; d'autres fois, des matières accumulées dans le côlon descendent dans la partie inférieure de l'intestin et s'y trouvent former un obstacle.

Dans quelques cas on a trouvé, au centre de la masse, un noyau de fruit qui y formait comme une sorte de nucléus.

De tels amas de matières produisent des symptômes graves et alarmants ; ils donnent de la constipation et une sensation de poids et de plénitude dans le rectum, un ténesme prononcé et des efforts d'expulsion très pénibles, que les femmes comparent aux douleurs de l'accouchement et qu'elles trouvent aussi douloureux.

Dans les cas assez anciens, quand les fécès durcies n'obstruent pas complètement le passage, elles excitent une irritation et un suintement muqueux ; celui-ci mélangé à des fécès plus récentes passe, à côté de l'obstacle et peut faire croire à l'existence d'une diarrhée.

Les injections faites dans le rectum ne parviennent pas à ramollir les matières indurées, elles agissent à peine sur sa surface et elles ressortent immédiatement d'ordinaire, parce qu'il n'y a plus dans l'intestin assez de place pour les contenir. Le chirurgien, en introduisant son doigt dans l'anus, trouve l'intestin distendu et fermé à sa partie supérieure par d'énormes fécès qui paraissent aussi dures qu'un noyau de fruit.

La seule manière de procurer du soulagement en pareil cas est l'intervention mécanique. Il faut briser la masse et l'extraire. Un des meilleurs instruments qu'on puisse employer est une curette, mais comme je n'en avais pas toujours sous la main, je me suis servi quelquefois d'une cuiller à dessert d'argent, que j'ai dû parfois introduire tout entière pour faire sortir la masse dure. Le chirurgien se contentera de briser la masse et d'extraire les plus gros fragments; quelques injections feront ensuite disparaître le reste.

Sir James Simpson a décrit cette affection sous le nom d'« obstruction des valvules du rectum par des scybales », et il parle d'un cas dans lequel une grosse masse oblongue de scybales très dures remplissait tout le canal du rectum. Il la divisa en plusieurs fragments qui furent entraînés aisément (1).

J'observai dans ma pratique personnelle le cas suivant. Je fus appelé en consultation par le médecin d'une dame de cinquante ans, qui, depuis dix-huit mois, n'avait pu aller à la selle sans lavements et sans mettre son doigt dans le rectum. En l'examinant, je découvris une masse de fécès allongée qui, dans l'effort de défécation, s'appliquait contre l'anus et l'obstruait complètement, jusqu'à ce que la malade avec son doigt, la fît remonter pour laisser le passage libre. Je brisai cet amas avec le manche d'une cuiller et je débarrassai l'intestin, par des injections répétées, et l'inconvénient disparut ensuite complètement.

(1) Edimb. Monthly Journal of med. sciences, 1849, p. 705.

J'ai eu à donner mes soins à plusieurs malades atteints de cette affection pénible et désagréable. J'en ai observé au moins trois cas, dans l'espace de six mois. C'était toujours chez des personnes affaiblies par l'âge ou la maladie. L'une était une dame de 68 ans, dont la constitution avait été très affaiblie par un carcinome du sein qui durait depuis longtemps. Les souffrances étaient telles, que je m'attendais à trouver un carcinome du rectum ou de l'utérus qui empêchait le passage des fécès.

Le second cas était celui d'un homme âgé de 47 ans dont j'avais amputé la jambe à l'hôpital de Londres, quelques semaines auparavant, pour une affection du tarse. Il avait eu une hémorrhagie secondaire et une eschare provenant du séjour prolongé au lit, et il était alors dans un état d'affaiblissement extrême.

Le troisième était une vieille dame de 84 ans, alitée depuis longtemps, qui avait pris beaucoup de laudanum pour une affection nerveuse de la gorge. Ces trois sujets furent promptement soulagés de leur état d'anxiété et de souffrance, par l'emploi des moyens mécaniques.

CHAPITRE XVIII.

TUMEURS ET EXCROISSANCES ANALES.

Outre les marisques et les replis cutanés qui sont la conséquence des hémorrhoïdes externes, il se développe encore d'autres tumeurs dans le voisinage immédiat de l'anus. Ainsi des tumeurs fibreuses se forment quelquefois dans le tissu aréolaire sous-cutané et comme elles augmentent constamment de volume, elles se pédiculisent. Il est rare qu'elles dépassent le volume d'un marron. Elles ont une consistance ferme et paraissent lobulées à leur surface.

M. Howell de Clapton m'envoya une tumeur de ce genre, extraordinairement volumineuse, qu'il avait excisée à un jardinier de 41 ans; elle pesait un peu plus d'une demi-livre et était formée d'un tissu fibreux disposé en plusieurs lobes; c'était une tumeur pédiculée qui s'attachait à la marge de l'anus par une base étroite. Il y avait une ulcération à la surface, produite sans doute par la pression, dans la position assise et par le frottement des vêtements. Cette tumeur avait mis sept ans à se former. Il y a peu de personnes qui auraient laissé une tumeur acquérir un aussi gros volume dans une situation aussi incommode, sans chercher à s'en débarrasser au moyen d'une opération. Ces tumeurs fibreuses peuvent s'enlever aisément et sans aucun danger au moyen de l'excision.

Des verrues se développent assez souvent au pourtour de l'anus et elles acquièrent parfois un tel développement qu'elles constituent une excroissance considérable en forme de choux-fleurs. Elles forment alors des saillies de volume varié, disposées par groupes serrés; quelques-unes sont d'un grand volume et ont leur sommet lobulé et élargi, et reposent sur des pédoncules étroits plus ou moins allongés.

J'ai enlevé une masse qui formait une tumeur aussi grosse que le poing fermé, écartait les fesses et fermait presque complètement le passage des fécès. Quand ces tumeurs sont abondantes, elles produisent un léger suintement qui n'a pas d'inconvénients. Elles proviennent d'un défaut de propreté et se développent surtout chez les jeunes gens des deux sexes.

J'ai observé un groupe énorme de ces excroissances chez un enfant âgé de quatre ans.

Certaines personnes ont une grande prédisposition à la formation des verrues; aussi ce n'est qu'avec la plus grande attention qu'on parvient à empêcher leur production. Quand elles sont peu nombreuses et d'un petit volume, on peut les détruire au moyen d'acide nitrique concentré. Généralement on se trouve obligé de les enlever, au moyen d'une excision, ce qui est le mode de traitement le plus efficace et le plus rapide.

On peut l'effectuer au moyen d'une paire de ciseaux courbes sur le plat. Cette opération est très douloureuse et il ne faut agir, que lorsque le patient est sous l'influence du chloroforme : on applique ensuite de la charpie mouillée sur la plaie; il faut bien recommander au malade de se prémunir contre toute tendance à la reproduction de la maladie à l'aide d'une grande propreté et de lotions au sulfate de zinc.

Les végétations verruqueuses du pourtour de l'anus arrivent parfois à s'ulcérer, à dégénérer et à être envahies par l'épithélioma.

Observation XXXIII. — On m'adressa de la campagne une dame, âgée de 61 ans, qui avait été longtemps sujette à des excroissances au voisinage de l'anus; elle venait se plaindre de grandes douleurs qu'elle ressentait depuis deux ans dans ces végétations. J'examinai ces tumeurs que je trouvai ulcérées, et recouvertes de granulations indurées qui laissaient suinter un liquide ichoreux. J'enlevai par excision toutes ces excroissances qui, à l'examen anatomique présentaient bien les caractères de l'épithélioma. La malade guérit avec un peu de rétrécissement anal. Six mois après, je lui enlevai une autre petite végétation douloureuse plus éloignée de l'anus et, depuis lors, la malade se maintint en bonne santé.

CHAPITRE XIX.

CONTRACTIONS ORGANIQUES DE L'ANUS.

En traitant du muscle sphincter irritable, j'ai parlé d'un cas d'obstacle à la défécation, produit par une contraction spasmodique de l'anus. L'obstacle devint plus sérieux encore quand des changements organiques du muscle diminuèrent cette ouverture. C'est ainsi, qu'en décrivant l'opération des hémorrhoïdes internes j'ai attiré l'attention sur les rétrécissements qui peuvent suivre une trop large excision de la peau du bord de l'anus, surtout après une application mal faite de l'écraseur.

Dans quelques-uns de ces cas mal opérés, il devient nécessaire d'agrandir l'ouverture anale contractée, au moyen du bistouri, et de faire un usage prolongé des bougies, afin de maintenir une ouverture convenable pour le passage des fécès.

A la suite des opérations dirigées contre le cancer épithélial de l'anus, il peut survenir une contraction plus ou moins prononcée de la partie, qui peut même nécessiter un traitement mécanique, et, cependant il est fort curieux de remarquer qu'une très petite ouverture peut suffire, pour la satisfaction des besoins de la vie. C'est ce que démontre exactement le cas suivant.

Observation XXXIV. — Un homme arrivé à l'âge adulte, vint me voir un jour en se plaignant de difficultés à aller à la selle et de grandes douleurs que lui causait une obstruction à l'anus.

L'examen me fit reconnaître un rétrécissement dur extrêmement contracté qui n'admettait qu'à peine le bout du petit doigt: un corps solide, dur fermait l'ouverture. Je le saisis à l'aide d'une pince, et, après quelques efforts je parvins à extraire un noyau de prune.

En interrogeant le malade, j'appris qu'il avait été opéré il y avait environ deux ans de quelques végétations de l'anus par M. Guthrie, et depuis lors, l'ouverture était restée contractée. Les selles étaient d'un petit calibre, mais il n'éprouvait aucune difficulté à les faire passer, et avant l'obstruction dont nous venons de parler, il n'avait nullement souffert.

Les contractions peuvent encore se présenter à la suite de la guérison des larges ulcères qui surviennent après la chute des eschares des fesses s'étendant jusqu'à l'anus. Le cas suivant est un exemple de rétrécissement sérieux de l'ouverture anale, à la suite d'un ulcère strumeux.

Observation XXXV. — W. S..., jeune garçon de 4 ans, d'apparence strumeuse, ayant des cheveux blonds et des yeux bleus, fut admis à l'hôpital de Londres en mai 1859, pour un ulcère accompagné de rétrécissement de l'anus. L'ulcération était dure, de mauvais aspect et entourait presque entièrement l'anus qui était si petit, qu'il n'admettait qu'à peine une bougie n° 1. Les intestins fonctionnaient rarement sans huile de ricin, ne se vidaient jamais complètement et retenaient toujours une certaine quantité de fécès durcies.

Après avoir bien débarrassé l'intestin des fécès durcies au moyen d'injections d'huile d'olive, j'administrai du chloroforme et je fis alors une incision au bord de l'anus, au niveau du coccyx afin de pouvoir faire passer une bougie n° 3, puis j'appliquai, entre les lèvres de la plaie, de la charpie mouillée. Je fis administrer de l'huile de foie de morue trois fois par jour et de temps en temps de l'huile de ricin. L'enfant fut maintenu au lit et on introduisit une bougie tous les jours. Les tissus voisins de l'anus devinrent plus mous et l'ulcération commença à guérir; mais, au bout d'un mois, je trouvai nécessaire de faire la section d'une petite fistule, située en avant de l'anus et communiquant avec le rectum. La plaie guérit complètement six semaines après la première opération; une bougie n° 6 pouvait passer sans difficulté dans le rectum qui continuait à bien retenir les matières. A cette époque, l'apparition d'une ophthalmie scrofuleuse et le dépérissement de la santé générale me décidèrent à envoyer l'enfant à la campagne.

CHAPITRE XX.

PRURIGO ANAL.

La démangeaison de l'anus est un symptôme commun à un grand nombre de lésions de la partie inférieure de l'intestin, mais elle peut aussi se présenter comme une maladie distincte et indépendante de toute autre affection causée par une hypéresthésie particulière de la peau.

Le prurigo anal peut être produit par des oxyures vermiculaires qui se logent à la partie inférieure du rectum, et souvent aussi par la congestion particulière qui précède la formation des hémorrhoïdes. La congestion des veines hémorrhoïdales qui provient de l'hypertrophie de la prostate, s'accompagne souvent aussi des mêmes symptômes. Quand la maladie reconnaît pour cause les hémorrhoïdes, les malades souffrent généralement davantage, après avoir pris du vin et d'autres boissons alcooliques, ainsi qu'au moment des grandes chaleurs, en été, et sous l'influence de la chaleur du lit.

Cette démangeaison est très désagréable et très fatigante, mais surtout la nuit, parce qu'elle laisse le malade éveillé, souvent pendant plusieurs heures. L'action de se gratter, loin de diminuer l'irritation ne fait qu'aggraver le mal, mais il y a peu de personnes qui aient assez d'empire sur elles-mêmes pour se refuser le léger soulagement temporaire qu'on obtient en se grattant par ce moyen. Et certains sujets, bien que capables de se retenir quand ils sont éveillés, se grattent sans le savoir pendant leur sommeil. Cette friction ainsi répétée excorie la peau de la marge de l'anus, de sorte que dans les affections chroniques, la peau devient dure et sèche comme du cuir, elle perd son pigment par places, ce qui forme de petites taches blanches, elle se fendille en outre sous la plus légère influence et il s'y développe des ulcérations et des fissures qui n'ont que peu de tendance à guérir.

Chez les femmes, la démangeaison à l'anus est quelquefois consécutive à une affection de la matrice.

Observation XXXVI. — Je vis avec M. Kennedy, de Stratford, une dame qui avait une rétroversion de l'utérus qui occasionnait probablement la congestion des veines hémorrhoïdales. Le symptôme qui lui était le plus insupportable, était un prurigo excessif qui occupait, non seulement la marge de l'anus, mais encore la membrane muqueuse en dedans du sphincter. Le pourtour de l'anus était fendillé et excorié par les frictions exagérées et la membrane muqueuse était devenue rugueuse et granuleuse pour la même raison, car la malade avait l'habitude d'introduire, la nuit, son doigt dans l'intestin pour diminuer la démangeaison qui l'obsédait.

Dans beaucoup de cas, ce mal, après avoir tourmenté les malades, la nuit pendant une heure ou deux ou le jour après une cause d'excitation, disparaît, et le patient a de longs intervalles de repos et de bien-être. Mais dans les formes plus graves de la maladie, la souffrance est bien plus pénible. Elle persiste toute la nuit, et le malade n'a plus qu'un peu de sommeil souvent interrompu, et au bout de quelque temps, sa santé générale en souffre sérieusement et la vie lui devient vraiment insupportable. Tel était le cas de la dame dont je viens de parler.

Dans un certain nombre de mes observations, je ne puis attribuer au prurigo aucune cause locale. Il me parut simplement dû à une affection des extrémités nerveuses de la région. Ces malades étaient généralement des personnes bien portantes. Un gentleman qui y avait été sujet pendant plusieurs années, avait remarqué que cette maladie dépendait de la disposition de son esprit.

Quand il était très occupé et que ces affaires prospéraient, il ne s'en ressentait que fort peu. Mais s'il était inoccupé pendant un mois entier, comme cela lui arrivait quelquefois, il en souffrait pendant plusieurs nuits de suite.

Dans des cas semblables, la maladie est généralement très rebelle et peut même devenir grave, mais après avoir tourmenté les malades, pendant plusieurs années, on a remarqué qu'elle finit par s'apaiser à mesure que l'âge avance.

Quelle que soit la cause du prurigo, il faut d'abord imposer au malade un régime sévère. On le fera coucher sur un seul matelas et on le couvrira aussi légèrement que possible. Il devra recourir aux lotions et aux bains froids tous les jours et prendre, en plein air, un exercice suffisant. Il évitera soigneusement toute espèce de condiments excitants et de boissons stimulantes. Il veillera à la régularité des selles et aura recours, s'il le faut, à des purgatifs, et après chaque selle, il fera sur l'anus une lotion avec de l'eau et du savon. Le malade fera tous ses efforts pour éviter de se gratter et diminuer autant que possible l'irritation, car il doit bien savoir que s'il se laissait aller, son mal ne ferait qu'augmenter et serait bien plus difficile encore à guérir.

Quand le prurigo provient d'une congestion locale simple, une ou deux sangsues à l'anus amènent un soulagement marqué. Dans tous les cas, la maladie qui est l'occasion de ce symptôme pénible doit être l'objet principal de l'attention, mais il y a certains remèdes spéciaux qui réussissent parfaitement à soulager l'irritation.

Un simple morceau d'ouate de laine mis à l'entrée de l'anus suffit parfois à empêcher la démangeaison, en absorbant les liquides et en maintenant la sécheresse des parties en contact.

La démangeaison qui accompagne les hémorrhoïdes s'arrête ordinairement, en graissant l'anus avec une pommade mercurielle, telle que la pommade jaune étendue ou l'onguent gris (un grain pour une once) ou bien en introduisant dans l'ouverture anale un petit tampon de ouate trempée dans une lotion de sulfate de zinc (un grain pour huit onces), ou bien encore d'eau et de glycérine.

On rend cette lotion plus efficace, en y ajoutant un peu d'acide cyanhydrique dilué.

On emploie souvent avec avantage, dans cette affection les lotions de carbonate de bismuth et de glycérine, de borax, de morphine ou d'acide phénique. On obtient encore un grand soulagement, en passant une fois par jour, sur le point malade, un pinceau imbibé d'une solution concentrée de nitrate d'argent (vingt gros pour une once), surtout dans le cas où la peau est durcie et ulcérée par les frottements. Chez certains malades la pommade au chloroforme fait très bon effet; elle produit d'abord une sensation de brûlure bientôt suivie d'un grand soulagement. Sur les sujets affaiblis, on a pu arriver à calmer l'irritation, au moyen de fortes doses de sulfate de quinine et, dans d'autres cas, en faisant prendre des solutions arsenicales associées au fer. Cette maladie est très rebelle et il faut beaucoup de persévérance de la part du médecin et du malade pour obtenir la guérison (1).

(1) A ces excellents moyens qu'indique M. Curling nous devons ajouter l'emploi des pommades à l'iodoforme auxquelles on ajoute du benjoin pour éviter l'odeur désagréable de cette substance. Chez une dame qui était atteinte de cette pénible affection depuis plusieurs mois, nous avons employé avec succès la pommade suivante :

Vaseline..............	30 grammes.
Iodoforme.............	2 —
Benjoin...............	2 —

(*Note du traducteur.*)

CHAPITRE XXXI

MALFORMATIONS CONGÉNITALES DE L'ANUS ET DU RECTUM. — ATRÉSIE.

De toutes les malformations et les difformités auxquelles l'économie est sujette, il n'en est pas de plus dangereuses pour la vie de l'enfant et de plus inquiétantes pour les parents, que celles qui siègent au niveau de la partie inférieure de l'intestin. Les dispositions qu'elles affectent sont très variées, mais les occasions qu'on a de les observer sont si rares, qu'il n'est pas surprenant de n'en voir aucune description satisfaisante dans les traités de chirurgie, et de n'y rencontrer aucune règle certaine pour guider le praticien pour leur traitement.

Parmi les recherches faites sur ce sujet, on trouve que, dans un grand nombre de cas, les opérations qu'on a entreprises pour remédier à ces malformations n'ont pas réussi à rétablir le cours des matières fécales; dans d'autres cas, où on a réussi à rétablir le passage, on a obtenu un soulagement immédiat, mais il n'a pas été suffisant ou ne s'est pas maintenu et on n'est parvenu qu'à prolonger une misérable existence; ce n'est que dans un très petit nombre de cas, que le succès a été complet et que l'existence a été conservée, sans grands risques et sans inconvénients sérieux. Dans le but d'indiquer les dispositions qu'affecte le plus ordinairement cette maladie et d'aider à trouver le meilleur mode de traitement, tant pour sauver la vie du malade, que pour lui rendre l'existence supportable, j'ai rassemblé, mis en tableau et analysé cent cas.

Les opérations ont été pratiquées par moi-même ou par d'autres chirurgiens et j'en ai communiqué les résultats à la société Royale de médecine et de chirurgie en 1860 (1). Depuis lors, plusieurs autres cas sont venus à ma connaissance et je suis en mesure de donner un résumé succinct, mais assez complet de ces difformités et d'indiquer le traitement que l'on peut leur appliquer.

Il faut classer les malformations du rectum de la manière suivante :

1° Imperforation de l'anus, sans absence du rectum.

2° Imperforation de l'anus avec absence totale ou partielle du rectum.

3° Anus ouvert dans un cul-de-sac, avec absence complète ou partielle du rectum.

4° Imperforation de l'anus chez l'homme avec absence complète ou partielle du rectum et communication de l'intestin avec l'urèthre ou la vessie.

5° Imperforation de l'anus chez la femme avec absence du rectum et communication de l'intestin avec le vagin.

6° Imperforation de l'anus avec absence partielle du rectum qui s'ouvre au dehors, par un orifice anormal très étroit.

7° Rétrécissement de l'anus.

On a observé encore quelques autres déviations congénitales, mais elles sont si rares que les sept formes indiquées ci-dessus comprennent la majorité des cas les plus ordinaires.

L'observation suivante est un fait tiré de ma pratique particulière.

Observation 37. Un petit garçon âgé de 5 semaines me fut amené pour une fistule fécaloïde congénitale qui communiquait avec le rectum.

(1) Transactions, vol. XLIII.

Je trouvai derrière le sacrum, à peu près à un pouce et demi (quatre centimètres) de l'anus, une légère dépression, au centre de laquelle j'aperçus un petit orifice qui laissait écouler un peu de matière fécale, au moment où les fécès s'échappaient par l'ouverture naturelle qui présentait d'ailleurs un volume convenable. Cet orifice était trop petit pour laisser passer une sonde d'un volume ordinaire. Cette fistule se ferma spontanément, avant que l'enfant eût atteint l'âge de deux ans.

D'après le tableau dont j'ai parlé, ces malformations se rencontrent plus fréquemment chez les petits garçons que chez les petites filles.

Ainsi, il y a 68 garçons pour 32 filles. Cette statistique n'est pas d'accord avec celle de M. Bouisson qui réunit aussi cent cas sur lesquels, il y avait 53 filles et 47 garçons (1). Je ne suis pas en mesure d'expliquer cette différence. Dans mon tableau, où n'entre ni la première, ni la septième forme, il y a 26 cas de la seconde forme, 31 de la troisième, 26 de la quatrième, 11 de la cinquième et 6 de la sixième. La quatrième est la disposition la plus commune chez les petits garçons et le chiffre 26 est très certainement, au-dessous de la vérité, car la communication avec l'urèthre est quelquefois si petite qu'elle ne laisse pas le méconium s'écouler, pendant la vie et qu'elle peut aisément passer inaperçue après la mort.

Il faut remarquer que la classification de ces difformités a pour base des dispositions qu'on peut aisément reconnaître pendant la vie. Malheureusement, la disposition qu'affecte le rectum ainsi que ses rapports avec les organes environnants sont tels qu'on ne peut pas indiquer sa position d'une manière certaine. Lorsque l'anus est imperforé ou qu'il s'ouvre en cul-de-sac, le canal intestinal peut se

(1) Thèse sur les vices de conformation de l'anus et du rectum. Paris, page 73. Monsieur Giraldès, chirurgien de l'hôpital des Enfants-Malades, à Paris, trouve aussi que ces malformations sont plus fréquentes chez les garçons que chez les filles.

terminer par une ampoule sans ouverture, au niveau du détroit supérieur avec absence complète de l'anus. Si le rectum n'est qu'incomplet, il y a une ampoule close qui descend jusqu'à la partie inférieure du bassin, au niveau du col de la vessie chez l'homme ou de la partie supérieure du vagin chez la femme. On sait que la partie inférieure de l'intestin se développe indépendamment de la portion supérieure et qu'ensuite ces deux parties se rapprochent, s'unissent et, que le diaphragme ou septum, qui les sépare, disparaît graduellement par absorption interstitielle.

Qu'un défaut ait lieu dans ce processus, c'est l'origine de la troisième forme d'imperfection congénitale. Quand l'anus est imperforé et que le rectum communique avec l'urèthre ou le vagin, cela dépend de la persistance du cloaque qui existe pendant la vie fœtale et de la séparation incomplète des organes. Toutes ces conditions diverses dépendent d'un arrêt de développement à différents degrès.

Le cul-de-sac, par lequel se termine le canal intestinal, est quelquefois uni à la peau de l'anus ou à la dépression anale, par un cordon qui s'étend entre ces deux points.

Ces cas ne sont pas, comme les précédents, le résultat d'un arrêt de développement du rectum, mais ils proviennent d'une oblitération de l'intestin qui était primitivement bien formé. L'oblitération est un changement pathologique dû probablement à une ulcération et à une adhésion consécutive produites pendant la vie intra-utérine.

M. Goyrand qui a publié quelques articles instructifs sur ces malformations dans la *Gazette médicale de Paris* (1856) cite un cas communiqué par M. Forget à la société médicale d'émulation. C'était celui d'un enfant du sexe féminin qui avait un anus imperforé, et qui mourut, après une opération faite au périnée, sans qu'on eût pu rencontrer l'intestin. L'intestin se terminait à la base du sacrum, par une poche de laquelle naissait un cordon d'assez gros volume qui s'implantait dans la peau, au niveau, du point où aurait dû se trouver l'orifice anal. Ce cordon était constitué par des fibres, qui se continuaient avec les fibres longitudinales de la tunique musculaire de l'intestin.

Friedberg fait aussi mention d'un cas dans lequel l'oblitération était moins complète que la précédente. C'était une petite fille avec un anus bien conformé, mais dont le rectum était oblitéré à une très courte distance. A l'autopsie, on trouva les parois de l'intestin adhérentes en divers endroits (1).

Dans un cas de malformation du rectum, rapporté par M. O. Connor, l'anus s'ouvrait dans un cul-de-sac et le côlon descendant se contractaît, dès son origine, en un cordon fibreux qui venait se terminer près de l'angle du sacrum (2).

Les rapports du péritoine et de l'intestin dans ces diverses formes d'atrésie du rectum, déterminent le choix du procédé opératoire qu'on pratiquera dans la région anale. Car il va sans dire que, dans la plupart des cas, le résultat fatal de l'opération est dû à une perforation de la tunique séreuse. Quand le rectum n'est défectueux que dans une petite étendue, il pénètre jusque dans le bassin ainsi que cela arrive dans la 4e 5e et 6e forme. Le rectum se trouve alors refoulé par l'intestin, à une certaine distance du point, sur lequel doit porter l'opération ano-périnéale. Mais quand le rectum manque entièrement, que l'intestin ne descend pas au delà du détroit supérieur

(1) Archives générales de médecine, Ve série, t. IX, p. 569.
(2) British Medical Journal, déc, 1860.

du bassin, le péritoine recouvre complètement la poche terminale et il faut nécessairement le traverser, pour pouvoir atteindre l'intestin par le périnée.

Dans les cas où le rectum oblitéré communique avec l'utérus, on est aussi fort exposé à blesser le péritoine. C'est ce qui serait arrivé dans le cas de M. Forget, mentionné ci-dessus : la membrane séreuse s'étendait sur la corde fibreuse dans un espace de trois lignes et lui était extrêmement adhérente.

Dans les cas d'absence complète du rectum, Goyrand, Rotkitansky et autres ont remarqué que le bassin n'était pas bien développé, que les tubérosités de l'ischion étaient plus rapprochées, et que le diamètre antéro-postérieur était plus petit qu'à l'ordinaire. Lorsqu'on trouve une dépression anale prononcée et que les organes génitaux sont reportés très loin en arrière, on peut supposer qu'on a affaire à une absence complète du rectum. Dans quelques cas on a trouvé le sacrum défectueux et le coccyx manquait.

I. *Imperforation de l'anus, sans vice de conformation du rectum.* — C'est la forme la plus simple des vices de conformation du rectum qui produisent une obstruction complète. L'obstacle est tout simplement un prolongement de la peau qui s'étend sur l'orifice terminal de l'intestin ; et ce diaphragme est ordinairement assez mince pour permettre de distinguer le méconium à sa couleur noire ou à la teinte bleu foncé qu'il donne à la peau.

Il est très facile de faire disparaître cet obstacle d'une manière efficace. On fait au centre une incision cruciale avec un bistouri bien affilé et on excise les quatre angles de peau ainsi formés. On peut passer tous les jours, une bougie dans l'ouverture, jusqu'à ce que les bords en soient entièrement cicatrisés et que le passage soit complètement établi, ce qui demande rarement plus d'une semaine.

II. *Imperforation de l'anus avec absence partielle ou totale du rectum.* — Quand le rectum manque en partie, il est rare qu'on le trouve à une distance du péritoine qui soit moindre qu'un pouce. Quand la dernière partie du gros intestin a entièrement disparu, le côlon se termine ordinairement au détroit supérieur du bassin, mais cette dernière portion de l'S iliaque peut être elle-même plus ou moins défectueuse. Dans ce cas, il faut tenter rapidement d'ouvrir l'intestin dans la région ano-périnéale. Le chirurgien fait une incision dans la région anale exactement sur la ligne médiane, en étendant son incision vers le coccyx, il divise le plancher musculo-aponévrotique du bassin et pénètre à une profondeur d'un pouce et quart (trois centimètres) ; si alors, il ne peut parvenir à atteindre l'intestin, il doit suspendre ou même abandonner son opération. Si la naissance ne date pas de longtemps et si l'enfant n'est pas épuisé par la maladie ou par le défaut de nutrition, le chirurgien peut attendre huit ou douze heures, et examiner à nouveau la plaie, car il peut arriver que le rectum poussé en bas par les efforts et n'étant pas retenu par la résistance du plancher du bassin se présente entre les lèvres de l'incision. Si on aperçoit alors quelque voussure ou quelque partie bombée, on explore la partie suspecte à l'aide d'une aiguille cannelée ou avec la pointe d'un bistouri. Quand le chirurgien a traversé l'intestin, il l'ouvre largement, en saisit les enveloppes avec des pinces et les attire doucement au niveau de la plaie extérieure, au bord de laquelle il les fixe, au moyen de deux ou plusieurs points de suture faits avec des fils de soie. On doit avoir soin de ne pas agir avec violence, afin de ne pas déchirer avec la pince les tuniques si fragiles de l'intestin et de ne pas risquer de les sectionner (1). Pour éviter ces inconvénients, atteindre plus aisément l'intestin et avoir plus d'espace pour l'attirer vers le bas, Verneuil a ajouté à l'opération, conseillée et pratiquée une fois par Amussat (2), une modification importante, c'est la résection du coccyx qu'il a eu l'occasion de faire dans six cas (3). Il n'enlève que la pointe du coccyx qui se trouve dans le prolongement de l'incision médiane en détachant avec des ciseaux les ligaments latéraux. Les attaches du sphincter externe sont coupées dans ce temps de l'opération, mais il n'est pas probable qu'il en résulte une faiblesse permanente de ce muscle.

On recouvre ensuite la plaie avec des cataplasmes, on l'entretient dans un grand état de propreté, et on laisse les sutures en place de cinq à sept jours.

Au bout d'une semaine ou de dix jours au plus, il faut passer de temps en temps une bougie et continuer pendant plusieurs semaines au moins, et cela même dans les

(1) Petit rappelle un cas qui fut opéré par deux chirurgiens : le premier fit une incision en forme de cône dans le périnée mais ne parvint pas à atteindre le rectum. L'autre qui vit l'enfant trois heures plus tard fut très étonné de trouver une saillie froncée qui sortait à travers la plaie et la masquait presque entièrement. On incisa cette tumeur, le méconium s'en échappa, mais l'enfant mourut au bout de sept à huit jours, et à l'autopsie, Petit trouva que la tumeur noire était produite par la partie postérieure du rectum chassée par les efforts de l'enfant vers le point où la résistance était moins grande (Mémoires de l'Académie royale de chirurgie, t. I, partie II, page 40, 1743).

(2) Sur la possibilité d'établir un anus artificiel, etc., troisième mémoire.

(3) Résection du coccyx pour faciliter la formation d'un anus périnéal dans les malformations du rectum. Paris, 1873. Verneuil excisa le coccyx dans six cas avec d'excellents résultats. Il put s'assurer qu'un des malades allait très bien à l'âge de 9 ans et un autre à 4 mois. Les autres moururent d'affections intercurrentes vers l'âge de 2 mois. Esmarck désapprouve cette manière de faire, il prétend qu'on peut obtenir le même résultat, en fléchissant fortement le coccyx en arrière.

cas les plus favorables, afin de remédier aux tendances que l'orifice aurait à se rétrécir.

Quand le périnée devient convexe, au moment des efforts de l'enfant, on est presque sûr du succès après l'opération. Mais quand cette région est déprimée et que le bassin paraît petit et étroit, le pronostic est si défavorable, qu'on peut se demander s'il y a lieu de faire quelque tentative pour ouvrir un passage dans la région anale. Dans ce cas et dans la crainte de faire des recherches inutiles pour trouver l'intestin, l'opérateur doit expliquer aux parents les circonstances dans lesquelles il se trouve, et, avec leur consentement, pratiquer un anus contre nature à travers le côlon, dans l'aine gauche.

III. *L'anus s'ouvre en cul-de-sac et le rectum manque en totalité ou en partie.* — La profondeur de la poche anale varie d'un demi-pouce à un pouce et demi (deux centimètres et demi à quatre). Son fond peut être séparé du cul-de-sac du rectum, par un diaphragme composé seulement de la réunion des enveloppes des deux parties de l'intestin et d'un peu de tissu cellulaire, ou bien si la partie supérieure du rectum manque en totalité ou en partie, un espace plus ou moins considérable sépare intérieurement les extrémités de ces deux infundibulum.

La partie supérieure du rectum se rencontre ordinairement bout à bout avec la partie inférieure, mais cela n'est pas constant; dans un cas que j'ai observé, dans un autre décrit par Amussat (1) et dans un troisième cas rapporté par Godard (2), le canal inférieur passait au devant du supérieur, si bien que, pendant un court trajet les deux canaux se trouvaient parallèles. Dans le cas d'Amus-

(1) *Loco citato.*
(2) Gaz. Méd. de Paris, 1856.

sat, cette disposition favorisa singulièrement l'opération ; on put faire une incision au fond du cul-de-sac et diviser le diaphragme qui séparait l'intestin de l'infundibulum anal. Dans le cas de Godard, on eut recours à une simple ponction, à la suite de laquelle les amas de matière fécale dans la poche supérieure poussaient celle-ci en avant et il se formait une espèce de valvule qui empêchait l'issue du méconium. Celui-ci ne pouvait sortir qu'après l'introduction d'un tube et cette difficulté de défécation ne tarda pas à amener une terminaison fatale. Dans les cas de ce genre, il faut d'abord faire, une première fois, une tentative pour atteindre la portion terminale du canal intestinal. On commence, si les symptômes fâcheux ne sont pas trop pressants, par dilater le cul-de-sac pendant quelques heures à l'aide de l'éponge préparée. Le chirurgien cherche alors s'il sent la partie supérieure du rectum distendue, proéminer dans la partie inférieure; il peut s'en assurer par une ponction exploratrice faite avec une aiguille cannelée ; si des gaz intestinaux ou du méconium s'échappent le long de la cannelure, il agrandira l'ouverture à l'aide d'un bistouri. L'opérateur peut être induit en erreur par la présence dans le bassin de la vessie distendue. Dans un cas de ce genre, Giraldès sentit, en introduisant son doigt dans l'anus, une tumeur fluctuante, et en enfonçant un trocart explorateur, il en fit sortir une grande quantité d'urine.

Quand on ne sent rien qui indique le voisinage de l'intestin, il faut élargir l'anus, en faisant une incision dirigée vers le coccyx; on divise le fond du cul-de-sac et on poursuit sa recherche dans cette direction à la profondeur d'un pouce et demi à deux pouces (quatre centimètres à cinq centimètres). Si on ne peut atteindre ainsi l'intestin, on abandonne l'opération pour pratiquer un anus artificiel, dans le pli de l'aine.

Il n'y a que bien rarement avantage à retarder cette dernière opération, dans l'espoir que l'intestin plus distendu devienne saillant dans la plaie périnéale; car cette malformation n'est ordinairement reconnue que lorsque l'obstruction a déjà existé, depuis plusieurs jours.

Quand l'ouverture est faite et que d'après la profondeur de l'incision, on juge qu'il y a un certain intervalle entre les deux bouts de l'intestin, on attire en bas la partie supérieure et on la fixe aux bords de la plaie. Quand les deux bouts ne sont séparés que par une paroi peu épaisse, la suture à la plaie n'est pas nécessaire, mais il faut faire une dilatation méthodique qu'on continue longtemps, afin d'éviter sûrement les rétrécissements.

L'avivement de la plaie extérieure et la suture de l'intestin au bord de cette plaie de la peau, ont été pratiqués pour la première fois par Amussat, en 1835, pour un cas que j'avais en vue, en faisant la description précédente. Ce procédé a été aussi tout particulièrement décrit et recommandé par Dieffenbach (1). L'avantage qu'on obtient au moyen de cette suture, c'est d'être certain que le passage parcouru par les fécès est doublé d'une membrane muqueuse. Par ce moyen, non seulement on garantit le malade, contre la tendance au rétrécissement avec ses dangers et ses fâcheuses conséquences, mais encore on évite les chances primitives d'inflammation du tissu aréolaire et du péritoine. J'adoptai cette manière de faire dans le cas suivant, et j'obtins un résultat des plus satisfaisants :

(1) Die operative Chirurgie., 1845-8.

Anus s'ouvrant en cul-de-sac. — Imperforation du rectum avec malformation partielle. — Opération. — Guérison confirmée.

Observation 38. On m'amena à l'hôpital de Londres, le 16 avril 1860, un petit garçon de cinq jours qui avait des vomissements et n'allait point à la selle. Il était faible et émacié et n'avait pas dormi depuis vingt-quatre heures. On lui avait administré plusieurs doses d'huile de ricin. L'anus était bien conformé, mais, en passant une sonde, puis mon doigt, je le trouvai terminé en cul-de-sac à trois quarts de pouce (deux centimètres) de profondeur. J'introduisis dans l'anus un morceau d'éponge préparée pour dilater le sac. Une demi-heure après, j'élargis l'anus par une incision dirigée vers le coccyx, puis j'incisai le fond de la poche anale à la profondeur de près d'un pouce (deux centimètres et demi); quand la partie supérieure du rectum fut ainsi ouverte, le méconium s'échappa. Je saisis l'intestin avec une pince, l'attirai en bas et le fixai à la plaie cutanée par deux points de suture de chaque côté. Après l'opération, l'enfant prit très bien le sein, s'endormit et les matières s'écoulèrent librement. J'enlevai les sutures le 21. Le 3 mai, quoique la défécation se fît facilement, je passai, pour la première fois, une bougie et, par précaution, je conseillai d'en introduire une tous les jours, en augmentant graduellement le calibre jusqu'au numéro 4. On continua à passer ce numéro à des intervalles de plus en plus éloignés, jusqu'à ce que le passage des matières fut complètement établi. A l'âge de deux ans et demi, c'était un très bel enfant dont l'anus était parfaitement libre.

M. Le Gros Clark opéra une malade dont l'histoire montre d'une façon bien frappante, les difficultés de traitement et les sérieux inconvénients qui peuvent surgir, quand l'intervalle qui sépare les deux bouts de l'intestin a une certaine étendue et qu'on n'a rétabli la communication entre eux, que par une simple incision ou une simple ponction. Le cul-de-sac n'avait qu'un demi-pouce de profondeur et pour atteindre le bout supérieur de l'intestin, l'opérateur dut porter son bistouri à une profondeur totale de deux pouces et demi avant d'ouvrir l'intestin. Dès la troisième semaine, il fallut inciser les tissus contractés et épaissis pour conserver le passage libre. Pendant plusieurs mois, l'enfant souffrit d'alternatives de diarrhée et de constipation, l'abdomen se distendit, et, dix mois après la seconde opération, il fallut encore sectionner avec un couteau à hernie, une bride qui barrait le passage. On fit ensuite une dilatation méthodique. A neuf ans, ce jeune garçon était dans un état de santé sinon robuste, du moins satisfaisant, mais il était encore de temps en temps incommodé par des défécations difficiles.

M. Amussat a rapporté un cas fort remarquable, par cette circonstance que l'anus naturel s'ouvrait dans le vagin. Le bout supérieur et le bout inférieur de l'intestin étaient également mal conformés. Cette disposition, autant que je me rappelle, est unique dans la science. Il était nécessaire, afin d'empêcher l'entrée des fécès dans le vagin, d'établir une voie nouvelle distincte. Amussat fit donc à la peau, derrière l'anus une incision; ne trouvant pas le rectum qui manquait, il pénétra à la profondeur de deux pouces (cinq centimètres) pour atteindre l'intestin, il détacha ses adhérences, l'attira vers le périnée et le fixa à la peau par des points de suture.

Plus tard, l'enfant fut soigné par sir Philip Crampton qui dut élargir l'ouverture au bout de deux mois. Le résultat fût très satisfaisant; le malade grandit et se maria à l'âge de 21 ans. Quoique cette opération ait réussi et que le malade pût très bien retenir les selles, je pense, comme Amussat, qui a du reste exprimé lui-même la même opinion, qu'il vaudrait beaucoup mieux, dans un cas semblable, suturer l'extrémité de l'intestin à l'anus normal.

IV. *Imperforation de l'anus chez les garçons, avec absence partielle ou totale du rectum et communication de l'intestin avec l'urèthre ou le col de la vessie.* — Il est rare que dans cette forme, le rectum manque complètement; mais le canal de communication avec les voies urinaires qui se trouve au niveau du col de la vessie ou, plus souvent à la partie antérieure de la portion prostatique de l'urèthre, est toujours étroit, insuffisant et d'ordinaire très tortueux. Le méconium éprouve donc plus ou moins de difficulté à s'échapper et la rétention des matières ne tarde pas à arriver. Le méconium liquide passe d'abord aisément; mais comme les fécès acquièrent peu à peu de la consistance, une obstruction complète survient et la vie se trouve en danger. On a rapporté l'histoire de quelques cas dans lesquels la communication était plus large qu'à l'ordinaire, la vie put se maintenir pendant plusieurs mois et les fécès s'échappaient par l'urèthre, mais le passage finit par s'oblitérer à la partie supérieure et la mort s'ensuivit. Il en fut ainsi dans deux cas dans lesquels on essaya, mais en vain, d'atteindre par l'opération le bout supérieur de l'intestin.

M. Williamson (1) rapporte une observation dans laquelle l'enfant se trouvait dans une situation déplorable; cependant il survécut huit mois et vingt-deux jours, et la mort survint, à la suite d'une ulcération de l'urèthre et d'une infiltration d'urine.

Dans l'autre cas que rapporte Flajani (2), l'enfant souffrait cruellement, mais à l'âge de huit mois, le passage des fécès fut intercepté par un noyau de cerise et la mort s'ensuivit.

Steel raconte qu'un enfant, sur lequel on ne tenta aucune espèce d'opération vivait encore à onze mois, quand deux pépins de pomme fermèrent complètement le passage et amenèrent la mort (3).

(1) London Medical Gazette, vol. XXXVII.
(2) Observationi di chirurgie, t. IV.
(3) American Journal of medical sciences, vol. XV.

Le Dr Lyell, de Dundee, rapporte un fait dans lequel l'enfant vécut un an avant que ne survînt la rétention fatale (1).

L'ouverture dans l'urèthre forme ordinairement soupape, en sorte que les fécès peuvent bien passer dans les voies urinaires, mais que l'urine ne peut remonter dans le rectum. Dans cette forme de difformité congénitale, il ne faut pas, quoique le méconium puisse passer par le canal de l'urèthre, remettre à plus tard l'opération qui doit rétablir les voies naturelles, car il pourrait en résulter de sérieux inconvénients, même après l'établissement de l'anus contre nature, à cause de l'énorme distension que l'intestin aurait subie. L'opération se pratique comme dans la seconde forme (Voir page 217), mais on doit mettre tous ses soins à faire le canal nouveau, suffisamment large, afin de faciliter l'oblitération du canal de communication avec l'urèthre.

Comme il est très rare, dans cette forme, que le rectum manque complètement, on arrive plus aisément et avec plus de certitude, à atteindre l'intestin que dans les deux formes précédentes et le pronostic est un peu moins défavorable.

Si cependant l'intestin est assez profondément situé, pour qu'on ne puisse pas le trouver à une distance d'un pouce et demi (quatre centimètres) au-dessus du périnée, il faut abandonner l'opération et avoir recours à la colotomie.

Le passage des fécès à travers le canal de l'urèthre peut continuer à se faire, après le rétablissement du conduit intestinal jusqu'à l'anus. Dans plusieurs cas, la persistance de cette communication anormale a produit de sérieux in-

(1) Edinb. Monthly Journal, août 1847.

convénients et les malades ont éprouvé pendant des années des douleurs et des difficultés dans la miction.

Dans un cas fort intéressant opéré par le Dr Miller, ce chirurgien eut de grandes difficultés à maintenir le passage libre et il dut faire des opérations répétées. Dans l'une d'elles, la vessie fut intéressée et l'urine s'écoula par l'anus. Il se produisit peu après, dans l'intestin, un gros calcul alvo-urinaire qu'il fallut extraire par une opération très laborieuse. Le malade avait alors sept ans (1). Cette difficulté d'obtenir la fermeture du canal de communication avec l'urèthre, rend le traitement de cette difformité moins satisfaisant que dans les autres formes d'atrésie.

V. *Imperforation de l'anus chez la femme, avec absence partielle du rectum qui communique avec le vagin.* — Dans cette forme, l'intestin, après être descendu dans le bassin comme à l'ordinaire, se recourbe en avant et vient s'ouvrir dans le vagin par un orifice assez large. Si dans ce cas, l'opération n'est pas indispensable pour conserver la vie, elle est ordinairement pratiquée pour remédier à cette infirmité répugnante. Chez une femme âgée de 28 ans, que je soignai à l'hôpital de Londres, et chez une jeune fille, agée de 20 ans, que je vis à l'hôpital Saint-Mark, il n'y avait pas de difficulté de défécation, mais elles retenaient très mal les fécès quand les matières étaient liquides.

On a vu des personnes qui, nées avec cette infirmité, ont passé toute leur vie en supportant les tristes inconvé-

(1) Edinb. Med. Journal, vol. II, 1856-57. Le Dr Marcet (Calculous Discorders, 2e édit., p. 136) a raconté qu'il avait trouvé un calcul du volume d'une noix, composé principalement de phosphate, dans le rectum d'un enfant né avec une imperforation de l'anus et chez lequel l'intestin communiquait avec les voies urinaires.

nients qui en résultaient et qui néanmoins se sont mariées et ont eu des enfants. La femme dont j'ai parlé plus haut et que j'ai soignée à l'hôpital de Londres pour une maladie de la vessie, avait été mariée pendant quatre ans, et son mari n'avait jamais soupçonné la difformité dont elle était atteinte et dont elle ne me confia le secret qu'avec peine. Elle n'avait, du reste, jamais été enceinte.

Morgagny parle d'une femme qui vécut jusqu'à l'âge de cent ans et dont les selles s'écoulaient toutes par le vagin. Le plus souvent, l'orifice de communication n'est pas assez large; de plus, la courbe que décrit l'intestin s'oppose encore au passage des matières. Dans un cas que j'observai moi-même, une constipation opiniâtre se montrait de temps en temps et à l'autopsie du sujet, enfant âgé de quatre ans, qui mourut un mois seulement après l'opération d'un anus contre nature, je constatai une énorme dilatation du rectum, ce qui me prouva qu'il y avait eu à plusieurs reprises un obstacle au cours des matières. Dans d'autres cas dont on m'a parlé, on a pratiqué des opérations plusieurs mois après la naissance, pour remédier à un ténesme douloureux ou à une constipation opiniâtre. L'opération immédiate n'est pas absolument obligatoire; mais comme dans tous les cas, il survient des accidents quand les fécès prennent de la consistance, il sera plus sûr de ne pas remettre à plus d'un mois, une opération qui doit rendre le passage des matières tout à fait libre.

Pour remédier à cette malformation on a employé trois procédés différents : 1° l'élargissement du canal communiquant avec le vagin ; 2° l'établissement d'un passage artificiel dans la direction du canal naturel avec oblitération de l'anus normal ; 3° fermeture de l'orifice vaginal et formation d'un anus artificiel dans la région normale.

1. Vicq-d'Azir le premier, proposa d'élargir le canal naturel, en incisant la paroi postérieure du vagin et le périnée jusqu'au coccyx, et en maintenant l'intestin ouvert au moyen d'une canule. Ce procédé opératoire fut employé à Philadelphie, par le Dr Barton, sur une enfant de neuf mois qui avait de grandes difficultés à aller à la selle. Il divisa sur une sonde cannelée, introduite dans l'orifice vaginal, la paroi postérieure du vagin et la peau du périnée, jusqu'au niveau du siège ordinaire de l'anus. Le docteur Parish de la même ville, pratiqua une opération semblable sur un enfant âgé de quinze mois (1). On établit ainsi directement une voie, jusqu'au rectum ; mais il n'y avait pas de périnée, et si l'anus ne s'ouvrait pas dans le vagin, il en était très voisin, et on ne pouvait pas considérer ce résultat, comme tout à fait satisfaisant. Dieffenbach perfectionna ce procédé. Il fit, comme Vicq-d'Azir, une section de la cloison vaginale et du périnée, mais il la fit plus large ; c'était sur une enfant de trois mois ; il disséqua ensuite le rectum, pour l'isoler des parties environnantes, l'attira en bas et le fixa, par des points de suture, aux bords de la section périnéale. Trois semaines après, quand il eut obtenu la guérison, il fit un périnée artificiel. Pour cela, il sépara du vagin la partie antérieure du rectum, à un demi-pouce (13 millimètres) à peu près de hauteur. Il aviva les bords inférieurs qu'il réunit à l'aide de deux épingles à bec-de-lièvre, maintenues par un fil. On raconte que l'opération réussit parfaitement (2). Je n'ai aucune expérience personnelle de ce procédé opératoire.

(1) Ces deux cas sont rapportés dans le Medical Recorder, par le Dr Bodenhamer dans son traité sur les malformations congénitales de l'anus et du rectum publié à New-York en 1860, p. 268 et suivantes.

(2) Rapporté par le Dr Bodenhamer dans Tolekers's Annalest, vol. III 1824.

2. Pour ouvrir une voie nouvelle aux matières, au point où l'anus devrait être placé, le chirurgien passe à travers l'ouverture recto-vaginale, une sonde cannelée, qui pénètre jusque dans l'intestin. Il dirige alors la pointe de cette sonde, vers la partie que l'anus devrait occuper et il sectionne, à l'aide d'un bistouri, porté en arrière, toutes les parties comprises entre le coccyx et la pointe de la sonde, de manière à laisser un intervalle aussi grand que possible entre l'ouverture anormale et l'ouverture artificielle. L'incision de l'intestin doit être suffisamment large et on fixe les parois du rectum tiré en bas, à la plaie cutanée, par des points de suture.

Dans un cas que rapporte le Dr Scharpless de Philadelphie, dans un des derniers volumes de la Lancette, l'ouverture vaginale s'est oblitérée spontanément, deux mois après l'opération. Il est peu probable qu'un résultat aussi heureux puisse se produire, à moins que l'ouverture anormale ne soit extrêmement étroite. Il est ordinairement nécessaire, après la formation de l'anus dans sa région normale, de faire une opération d'autoplastie, pour fermer l'orifice vaginal. Dans deux cas que j'ai observés, l'anus artificiel avait été fait si près de l'ouverture vaginale anormale, que la cloison intermédiaire n'était pas assez solide pour pouvoir pratiquer les avivements nécessaires, pour oblitérer cette ouverture vaginale. Chez ces deux sujets, les fécès s'échappaient aussi bien par le vagin, que par la nouvelle ouverture. Quand on a réussi à créer un nouvel anus périnéal, il ne faut pas tenter de fermer l'orifice recto-vaginal, avant que cet anus ne soit parfaitement établi et qu'il ne soit plus nécessaire de recourir à la dilatation. Quand l'ouverture anormale est petite, on peut en obtenir le rétrécissement et même l'oblitération complète en touchant ses bords avec le cautère actuel. Si cet orifice est très large il devient nécessaire de faire une opération d'autoplastie. On avive les bords que l'on réunit par des points de suture et on maintient les intestins au repos pendant quelques jours, au moyen des préparations opiacées, jusqu'à ce que la réunion soit solide.

Le cas suivant est probablement unique dans la science et mérite d'être rapporté.

Anus imperforé. — Vagin double et utérus bifide. — Le rectum s'ouvre dans la division vaginale droite.

Observation 39. En mai 1872, je vis, avec le Dr Owen Rees et M. Spencer Wells, une jeune femme de 24 ans qui était née avec une imperforation de l'anus et un rectum qui communiquait avec le vagin, par une large ouverture. On avait, après la naissance, fait une opération pour établir l'anus dans sa situation normale. Cet orifice était parfaitement libre, mais le périnée était très étroit et le rectum présentait en arrière une courbure anormale. L'orifice de la vulve était très petit et on décida de tenter la fermeture de l'ouverture recto-vaginale. On divisa la cloison périnéale et c'est alors qu'on découvrit qu'on avait affaire à un vagin double et à un utérus bifide et que le rectum ne s'ouvrait que dans la portion droite du canal vaginal. On aviva les deux bords latéraux, on les réunit par des sutures pour fermer complètement les orifices de communication du rectum avec le vagin. La réunion paraissait complète, quatre jours après. Malheureusement, quand les intestins se vidèrent, vers la fin de la première semaine, les adhérences furent toutes rompues par le passage de fécès durcies. La malade fut cependant soulagée par cette opération, car la section de la bandelette permit aux fécès de passer plus facilement en arrière et l'anus continua à bien retenir les matières.

3. Le troisième procédé de guérison d'un anus imperforé accompagné d'une ouverture recto-vaginale est dû à l'habileté de Rizzoli de Bologne (1). Cette opération consiste à faire une incision dans la région périnéale, à disséquer le rectum pour le séparer par une cloison de l'ouver-

(1) Clinique chirurgicale, traduit de l'Italien, page 452.

ture anormale du vagin, puis à l'amener dans la situation qu'occuperait l'anus normal en reconstituant un véritable sphincter. Rizzoli fait son incision sur le raphé médian, la prolonge en arrière jusqu'au coccyx; cette incision comprend seulement la peau et le tissu cellulaire. Puis de cette première section il en fait partir deux autres, l'une à droite, l'autre à gauche à travers les muscles de la région. Il sépare soigneusement le rectum du vagin et des parties voisines, il attire son orifice en bas et en arrière vers le coccyx, où il est fixé par des points de suture, et il réunit de la même manière les deux bords de la plaie périnéale, après les avoir affrontés. Cette opération fut pratiquée pour la première fois, sur une petite fille âgée de 9 ans en 1856. En 1864, Rizzoli eut l'occasion de l'examiner de nouveau, quelque temps avant son mariage. Elle pouvait à volonté expulser et retenir ses fécès, même quand elles étaient liquides, le périnée avait une apparence naturelle et on voyait une cicatrice solide, au niveau de l'orifice anormal. Rizzoli pratiqua une autre opération de la même manière, en modifiant quelque peu son procédé, parce que les conditions étaient différentes, à savoir que l'orifice anormal était rétréci et que l'intestin était dilaté. Il obtint encore un résultat satisfaisant dans trois autres cas, sur une enfant de vingt-six mois, une autre de dix-sept et une petite fille de quatorze ans.

VI. *Imperforation de l'anus avec absence partielle du rectum qui s'ouvre dans une situation anormale par un orifice étroit.* — Chez les garçons cet orifice peut se trouver au périnée immédiatement en arrière du scrotum ou sur le raphé des bourses et même à sa partie antérieure. Chez les filles, l'ouverture se rencontre au périnée près du vagin, ou à la commissure de la vulve. Dans les deux sexes, et quelle que soit la situation de l'orifice, il est insuffisant et la défécation est plus ou moins difficile. L'existence d'un passage pour les matières empêche cette disposition d'être immédiatement mortelle, mais tôt ou tard il survient de sérieux inconvénients. Les fécès, en prenant plus de consistance ne sortent qu'avec une difficulté de plus en plus prononcée, l'intestin se dilate d'une manière excessive, il se produit de la constipation, puis enfin une rétention absolue, et la vie se trouve en danger. Il est donc nécessaire de pratiquer l'opération de bonne heure.

Il y a deux procédés employés pour remédier à cette malformation: 1° élargir le passage déjà existant; 2° faire un anus artificiel à son siége normal.

M. Goyrand (1) a pratiqué deux fois l'élargissement du passage déjà existant; et il recommande expressément de préférer ce procédé à celui dans lequel on fait un anus artificiel à son siége normal. Dans l'un de ses cas, il s'agit d'un garçon chez lequel l'anus s'ouvrait au périnée derrière le scrotum, par un orifice très étroit. A six mois, il élargit l'ouverture par une incision faite au périnée et il fixa les bords de l'intestin divisé à la peau de la plaie par des points de suture. A seize ans, la défécation était facile et ce jeune homme retenait parfaitement ses matières, même quand elles étaient liquides. Dans l'autre cas, il s'agissait d'une petite fille dont le rectum s'ouvrait, par un orifice étroit, à la commissure postérieure de la vulve. A l'âge de onze mois, M. Goyrand élargit l'ouverture anormale au moyen d'une incision dirigée vers le coccyx, il fit des sutures comme pour le cas précédent. Le résultat fut très satisfaisant, mais l'enfant mourut six mois plus tard d'une affection cérébrale.

(1) Gazette médicale de Paris, 1856.

Les deux cas que j'observai moi-même furent aussi guéris par le même procédé.

Imperforation de l'anus. — Le rectum s'ouvre au périnée. — Opération. — L'anus est rétabli à son siège ordinaire et la guérison est permanente.

Observation 40. En décembre 1860, je vis, avec M. Painter de Beaufort Gardens, une petite fille âgée de trois mois, dont l'anus était imperforé et qui présentait une petite ouverture anormale dans la région périnéale, près de la commissure postérieure de la vulve. Au moment de la naissance, les évacuations se faisaient aisément, mais quelques semaines après, la défécation devint de plus en plus difficile, si bien que l'enfant se tourmentait constamment pour chercher à se débarrasser. Pendant un de ces efforts, nous vîmes le périnée se bomber et devenir proéminent. J'agrandis alors immédiatement l'anus anormal par une large incision au périnée sur la ligne médiane, et je fis sortir avec le pavillon d'une sonde cannelée, une masse de fécès compactes. De cette manière, et aussi par les seuls efforts que fit l'enfant, cet énorme amas de matière put être enlevé. J'attachai par des points de sutures la membrane muqueuse intestinale aux bords de l'incision cutanée. Le passage se maintint libre sans difficulté et, dans l'été de 1862, l'enfant se trouvait en parfaite santé.

En janvier 1861, je vis à l'hôpital de Londres, avec M. Gowland, un garçon âgé de deux mois qui avait une imperforation de l'anus et une ouverture anormale située sur le raphé scrotal, près du périnée. Les fécès ne passaient que très difficilement à travers cet orifice. M. Gowland employa le même procédé que pour le cas précédent et obtint un résultat tout aussi satisfaisant.

Le principal avantage de cette manière si simple d'opérer est de garantir le malade contre les rétrécissements consécutifs, car comme l'angle antérieur de l'ouverture n'est pas intéressé par l'incision, la cicatrisation se fait seulement aux dépens de l'angle postérieur. De plus il n'est pas nécessaire de faire une seconde opération pour fermer l'orifice anormal, ce qui peut devenir indispensable quand on a établi de toutes pièces un nouveau passage.

Quand chez les garçons, l'orifice anormal est situé au raphé du scrotum ou à sa partie antérieure, il est plus rationnel de choisir le procédé dans lequel on pratique un anus artificiel à son siège naturel.

Imperforation de l'anus. — Ouverture du rectum à la partie antérieure du scrotum. — Opération, formation d'un anus au lieu d'élection. — Mort par érysipèle.

Observation 41. En octobre 1861, j'assistai mon collègue John Adams, dans l'opération faite à un petit garçon d'apparence délicate et âgé de trois jours qui fut amené à l'hôpital de Londres pour une imperforation de l'anus. Il y avait une petite ouverture à la base du pénis, sur la partie antérieure du scrotum; il s'échappait par cette ouverture un peu de méconium de couleur foncée. M. Adams introduisit une sonde cannelée très fine dans l'étroit passage, situé au niveau de la portion saillante du périnée. Il incisa les parties situées au-dessous de la sonde et fit à l'intestin une large ouverture. Il s'échappa aussitôt une grande quantité de matières fécales noirâtres. Les bords de la muqueuse intestinale furent attirés en bas et fixés à la plaie par quatre points de suture. L'enfant fut reconduit à ses parents qui étaient de pauvres gens, mais malheureusement, il contracta un érysipèle et mourut une semaine après l'opération.

Dans un cas semblable de malformation qu'observa, il y a plusieurs années, M. South à l'hôpital Saint-Thomas, ce chirurgien fit une incision d'un pouce de profondeur, au niveau du périnée et ouvrit simplement l'intestin. Au bout de quinze jours, la plaie se referma, et il fallut recourir à une nouvelle incision. On éprouva une grande difficulté à maintenir l'orifice béant, et on fut obligé de répéter l'opération, quatre fois. Le malade se présenta, la dernière fois, à l'âge de 18 ans. L'anus périnéal n'a, paraît-il, jamais été tout à fait libre, et les fécès continuent à passer de temps en temps par le canal anormal, à la partie antérieure du scrotum (1).

(1) S'Thomas' Hospital Reports, vol. I, et Chelius surgery, Trans. by Soutts, vol. II, p. 329.

Chez un petit garçon sur lequel l'orifice s'ouvrait au périnée, derrière le scrotum, Friedberg fit une incision au niveau de l'intestin, le détacha des parties voisines, l'attira en bas, au niveau de la plaie où il le fixa à la peau par des points de suture. L'enfant mourut d'une pneumonie, trois mois après, mais à ce moment là, le résultat de l'opération était tout à fait satisfaisant (1).

Les remarques suivantes sont celles que je fis sur un enfant que je traitai par le second procédé opératoire (2).

Imperforation de l'anus. — Ouverture anormale du rectum au périnée. — Opération. — Formation d'un anus artificiel au siège normal. — Oblitération de l'orifice anormal par une seconde opération.

Observation 42. En 1856, je vis avec M. Gardner, de Gloucester-Terrace, une petite fille âgée de quelques semaines, qu'il avait examinée au moment de sa naissance, et sur laquelle il avait remarqué un anus très étroit qui était placé à la partie antérieure du périnée; il avait été nécessaire de dilater légèrement cet orifice. L'enfant était délicate, faible et mal nourrie, car elle était élevée au biberon. L'orifice anal anormal était étroit et placé très près du vagin, dont il n'était séparé que par une mince cloison. L'anus n'était pas perforé, mais, à son niveau, se trouvait une élevure ferme, ovale, au centre de laquelle existait une dépression peu distincte. En explorant avec une sonde à courbure fixe introduite dans l'orifice anormal, je crus que la partie inférieure du rectum décrivait, au niveau du sacrum, une courbe dont la partie convexe passait au voisinage des téguments, là où l'anus aurait dû s'ouvrir.

L'ouverture anormale était nécessairement insuffisante et cependant je n'osai pas intervenir, tant que l'enfant resterait dans l'état de faiblesse où elle se trouvait, mais je demandai qu'on m'avertît, s'il se produisait quelques symptômes d'obstruction. Au bout de quelques semaines l'enfant se remit, on l'examina de temps en temps et au commencement de janvier 1858, il était évident que le gros intestin était très dilaté. L'enfant faisait de grands efforts pour aller à la selle et il s'était formé

(1) Archives Générales de Médecine, Ve série, tome 9.

(2) M. Bérard a rapporté dans la *Gazette des hôpitaux*, page 286, an. 1844, un cas semblable dans lequel l'anus artificiel avait été établi dans la région anale.

une saillie considérable au périnée; il n'y avait cependant pas, ce jour-là de rétention de matières, mais je crus préférable de ne pas remettre l'opération.

Je fis une courte incision à la peau, au niveau de l'anus, je disséquai doucement et j'atteignis l'intestin à une profondeur d'un huitième de pouce (cinq millimètres). Dès qu'il fut ouvert, il donna issue à des matières solides qui s'échappèrent en grande quantité. J'élargis l'ouverture, de manière à pouvoir introduire un tube de caoutchouc formé d'un cathéter numéro 9 que je maintins en place par une bande élastique.

L'enfant supporta très bien l'opération et on introduisait tous les jours dans l'anus une sonde ou un tampon qu'on laissait quelque temps en place pour empêcher le rétrécissement. En un mois, le nouvel anus était cicatrisé. Les matières passaient par les deux orifices, mais elles s'échappaient plus abondamment par l'orifice artificiel.

La petite opérée se portait bien et on me la ramena dans l'été de 1862. L'anus retenait bien les matières fécales et en passant mon doigt, je le sentis fortement serré par le muscle sphincter, mais l'ouverture périnéale était l'occasion de bien des désagréments, car elle donnait fréquemment issue à des matières et cependant les selles ne sortaient qu'à des intervalles réguliers par l'anus artificiel.

En octobre 1862, j'avivai les bords de l'ouverture périnéale et les rapprochai par deux points de suture métallique. La réunion ne fut pas complète, cependant les fécès cessèrent, pendant quelque temps, de s'échapper par l'orifice anormal mais la défécation devint difficile parce que l'issue des matières ne se faisait pas assez abondamment.

Je perdis l'enfant de vue jusqu'en 1865; on me la ramena à cette époque, elle avait beaucoup grandi et avait une apparence de bonne santé. L'anus que j'avais pratiqué n'admettait que difficilement le petit doigt et les fécès passaient encore par l'ouverture du périnée. Les efforts de défécation étaient considérables et les selles fréquentes. Bien convaincu que le passage était insuffisant, je sectionnai la cloison qui séparait les deux orifices. Le résultat fut très satisfaisant: l'anus admettait aisément l'index mais ne paraissait pas plus large qu'il n'était nécessaire. Les selles fréquentes cessèrent, l'enfant prit des habitudes régulières et ne perdit que bien rarement des matières malgré elle.

M. Guillon pratiqua avec succès, une opération de ce genre, sur une jeune fille âgée de quinze ans, qui avait une imperforation de l'anus avec une ouverture anormale dans la fosse naviculaire, et une grosse tumeur graisseuse pédiculée au siège ordinaire de l'anus. Il excisa la tumeur et pratiqua un anus artificiel au niveau de la plaie formée par cette excision, l'orifice fut maintenu béant, au moyen d'une canule en caoutchouc. Au bout de quinze jours, M. Guillon ferma l'orifice anormal de la vulve en avivant deux lambeaux qu'il réunit par des points de suture sur la ligne médiane. Quand il revit cette femme, dix ans après elle avait eu un enfant sans aucun accident (1).

Ayant maintenant l'expérience des deux procédés destinés à remédier à la 6e forme de malformation de l'anus, je préfère le premier qui consiste à élargir l'orifice anormal, dans tous les cas, où celui-ci n'est pas trop éloigné du siège normal de l'anus, ce qui se produit chez la femme et quelquefois chez l'homme. Mais, quand cette ouverture est située sur le raphé scrotal ou sous le pénis, il faut faire un anus artificiel dans la région périnéale; on introduit dans l'orifice anormal une sonde cannelée de petit diamètre, on la pousse jusque dans les intestins, pour servir de guide à l'opérateur.

VII. *Etroitesse de l'anus.* — Dans cette forme, l'ouverture se trouve à son siège naturel, mais elle est trop étroite pour remplir convenablement ses fonctions. Le degré de rétrécissement varie. On ne peut quelquefois passer à travers l'anus, qu'une sonde d'un petit volume. Les selles ne sortent qu'avec des difficultés et des efforts qui augmentent à mesure que les matières deviennent plus solides. Il y a ordinairement un épaississement et une induration des téguments périphériques qui résultent de l'inflammation qui s'est produite, pendant la vie intra-utérine et qui a été la cause probable de cette malformation. C'est une forme très rare dont je n'ai observé que le cas suivant.

(1) Bulletin Géné a thérapeutique, t. XXXIII, p. 477.

Observation 43. On m'amena à l'hôpital de Londres, en décembre 1862, une petite fille de cinq semaines qui avait un anus si étroit qu'on n'y pouvait passer qu'une bougie numéro 2. Il y avait un épaississement et un boursoufflement des téguments, surtout à la partie postérieure. Mon collègue, M. Couper, élargit l'anus par une incision dirigée vers le coccyx et unit la membrane muqueuse de l'intestin à la peau, au moyen de cinq points de suture en fil de soie. On introduisit des bougies de temps à autre, mais il n'y eut aucune tendance au rétrécissement et un passage bien libre des matières s'établit sans difficulté, d'une façon permanente.

Bodenhamer rencontra deux cas semblables; il traita l'un par deux incisions latérales et l'autre au moyen de la dilatation; et tous les deux, avec un résultat satisfaisant. Dans les cas où l'anus est en même temps épaissi et rétréci, je conseille de pratiquer l'incision, comme on l'a fait dans l'observation que je viens de rapporter.

Quand on réussit à établir un anus artificiel pour une imperforation de l'anus, les opérés peuvent ordinairement retenir leurs matières d'une façon suffisante. C'est ce que j'ai eu la satisfaction de constater dans plusieurs des cas que je viens de rapporter. On a reconnu souvent pendant la dissection, l'existence d'un sphincter externe au siège ordinaire de l'anus, il se présente sous la forme d'une bande de fibres musculaires parallèles situées sur la ligne médiane, sans laisser d'orifice à leur partie centrale. Dans l'observation 42, dans laquelle j'ai pu pratiquer avec succès un anus artificiel en son siège normal, quatre ans après l'opération, mon doigt fut étroitement serré par le sphincter et la malade retenait très bien ses selles. Quand l'anus est imperforé, le sphincter externe n'est formé que par un seul muscle, aussi le chirurgien doit-il avoir le soin de faire son incision exactement sur la ligne médiane, de manière à séparer les fibres musculaires en deux parties égales, et que le nouvel anus soit entièrement sous la dépendance de ce muscle.

Si on ne remédie pas par l'opération à ces cas d'imperforation, la mort peut survenir à la suite d'une extrême distension qui produit la rupture du côlon ou de l'ampoule rectale. Dans un cas, dans lequel l'opérateur ne put réussir à atteindre l'intestin, l'enfant mourut au bout de vingt-deux heures, et quoiqu'on fut très près de la naissance le côlon était rompu (1).

Mon ancien élève M. Lys de Bere Régis, m'envoya les pièces appartenant à un cas dans lequel l'opération n'avait pas été faite, la poche s'était rompue et les matières s'étaient répandues dans la cavité péritonéale, ce qui arriva, le quatrième jour après la naissance.

La rapidité d'accumulation du méconium et la distension du côlon est très variable chez les enfants, ainsi que j'ai pu l'observer dans les autopsies, et on a pu pratiquer avec succès des opérations beaucoup plus tard que ne semblerait le permettre la rapide terminaison fatale des cas rapportés ci-dessus. Dans l'observation XXXVIII, l'enfant avait cinq jours, quand j'ouvris le rectum pour lui sauver la vie.

Quand l'obstruction n'est pas complète, il y a des cas très remarquables de prolongation de la vie. Le Dr Lyell de Dundee (2) vit un enfant qui vécut douze semaines, sans avoir de passage pour les matières fécales ; il les rendait par la bouche. On ne peut cependant pas douter que, dans plusieurs des opérations dans lesquelles le résultat a été mortel, on a agi à une période trop tardive pour obtenir un résultat satisfaisant.

Dans la troisième forme, quand l'anus est bien conformé, mais que le rectum n'est pas ouvert, les nourrices, les médecins mêmes peuvent ne pas découvrir la difformité

(1) Medical Gazette, vol. XLVII, p. 1077.
(2) Edinb. Monthly Journal, 1852.

assez à temps, pour sauver la vie de l'enfant par une intervention chirurgicale. Je connais plusieurs cas dans lesquels on a administré de l'huile de ricin pour obtenir des selles chez des sujets dont l'intestin n'était pas ouvert à l'extérieur.

Les causes de mort les plus ordinaires après l'opération, sont la péritonite et l'inflammation diffuse du tissu aréolaire. La péritonite est ordinairement la conséquence d'une plaie de la membrane séreuse; le phlegmon survient chez les enfants affaiblis par le manque de sommeil et de nourriture, ou à la suite du passage des matières fécales dans le tissu cellulaire. Ces insuccès sont dus ordinairement à l'emploi d'un mauvais procédé opératoire. Dans un grand nombre de cas fatals, on s'était servi d'un trocart qui est en pareille occurrence un instrument fort infidèle. On peut certainement employer cet instrument pour perforer le cul-de-sac anal, quand on ne sent qu'une cloison mince à travers laquelle on perçoit de la fluctuation, mais même dans ce cas il vaut mieux faire une incision. Il faut conduire l'opération de l'imperforation du rectum avec autant de soin, et de précaution qu'on en mettrait pour une hernie étranglée. Plonger un bistouri ou un trocart dans les profondeurs du bassin, dans l'espoir d'avoir la chance de le faire pénétrer dans le rectum, mais avec le risque de blesser le péritoine, la vessie ou tout autre organe important, est une manière de faire, condamnée aussi bien par la raison que par l'expérience (*a*).

(*a*) Aujourd'hui, on construit des aiguilles creuses tellement fines qu'on peut sans danger les faire passer à travers le péritoine et même la vessie.

On pourrait donc, dans les cas difficiles, chercher l'intestin, à l'aide d'un trocart capillaire et s'assurer en aspirant le liquide intestinal de la pénétration de l'instrument dans l'intestin et se servir de ce trocart comme guide pour pratiquer l'incision.

(*Note du traducteur.*)

Il est arrivé dans certains cas, que les troubles de défécation aient continué bien qu'on eût pratiqué un passage suffisant pour les matières. Cela est ordinairement dû à un changement organique des tuniques de l'intestin, produit par une obstruction de trop longue durée, dont l'effet subsiste encore, bien que la cause ait disparu.

L'imperforation du rectum produit une distension de l'intestin tantôt moindre, tantôt extrême, mais même, dans ce dernier cas, si on établit de bonne heure une ouverture suffisante, la dilatation disparaît et le canal reprend son volume et sa tonicité ordinaires. Mais, quand l'ouverture est trop petite ou qu'elle a de la tendance à se resserrer, l'intestin éprouve des changements de structure analogues à ceux qui s'observent dans les rétrécissements ordinaires. J'opérai avec succès à l'hôpital de Londres, une enfant de quatre ans qui avait une imperforation du rectum avec ouverture de l'intestin dans le vagin. Un mois après, elle mourut de diphthérie. J'examinai le rectum et je lui trouvai cinq pouces trois quarts de circonférence (13 cent. 6 millim.) dans sa partie la plus large ; la couche musculaire longitudinale était rouge, extrêmement développée et disposée en colonnes, comme les colonnes charnues d'une vessie hypertrophiée. La couche circulaire était également rouge et très développée. La muqueuse était couverte d'un pus épais et tenace qui adhérait fortement aux ouvertures des glandes folliculaires élargies.

Le cas opéré par M. Lane (1) est un exemple remarquable de distension excessive et d'hypertrophie de l'intestin, consécutives à une obstruction de longue durée. L'enfant était née avec une imperforation de l'anus et une pe-

(1) British Medical Journal, 1858.

tite fistule recto-vaginale, à travers laquelle les fécès s'étaient écoulées jusqu'à l'âge de quatre ans et demi; à cette époque, on fit un anus artificiel au lieu d'élection et on divisa la cloison qui séparait les deux orifices. La mort survint vingt-trois jours après, et on rapporte que les efforts constants que le rectum avait subis, l'avaient distendu au point qu'il est presque impossible d'en donner une description suffisante. Le rectum et l'S iliaque du côlon formaient une immense poche qui pouvait contenir deux litres et demi de liquide, et qui occupait le bassin, l'hypogastre, les fosses iliaques et une partie de la région ombilicale et repoussait les intestins vers la partie supérieure, en ré-rétrécissant la cavité thoracique.

Quand le passage des matières a été longtemps insuffisant et que les intestins ont éprouvé les modifications que nous venons de décrire, leur expulsion est gênée et affaiblie, et l'enfant souffre par conséquent de la même manière que les adultes atteints de rétrécissement du rectum. Il se produit alors une énorme accumulation des matières fécales qui irrite considérablement la muqueuse et produit de la diarrhée. M. Le Gros Clark a donné dernièrement l'observation du malade auquel j'ai fait allusion à la page 207; elle montre bien les divers symptômes qui se présentent dans cette disposition de l'intestin. Il eut beaucoup de peine, pendant les premiers temps à maintenir libre le passage artificiel, et il dut pratiquer trois opérations, pour obvier à cette obstruction. A 9 ans pourtant, cette difficulté avait cessé, mais il y en avait une autre très sérieuse et d'un caractère tout différent qu'il décrit ainsi: « Aussi loin que me le permet l'examen du doigt, je trouve au-dessus de l'anus artificiel l'ampoule intestinale énormément distendue, sous l'influence de la pression que lui a fait graduellement subir l'accumulation des matiéres fécales. Il y a de longs intervalles, sans aucune selle, et enfin, au bout de quinze jours et quelquefois plus, un purgatif parvient à chasser le contenu de l'intestin dont la quantité est naturellement très considérable. »

CHAPITRE XXII.

COLOTOMIE DANS LES CAS DE MALFORMATION DE L'ANUS ET DU RECTUM.

Dans les cas d'imperforation de l'intestin, quand le chirurgien a pratiqué une opération au périnée et qu'il ne lui a pas été possible de rencontrer et d'ouvrir le rectum, il peut encore sauver la vie de l'enfant, en formant un anus artificiel à la partie inférieure du côlon, soit dans la région lombaire, soit dans l'aine. Afin d'arriver à la pratique la meilleure, quand il y a nécessité de faire la colotomie et de choisir en connaissance de cause le procédé préférable, l'anus inguinal ou l'anus lombaire, le chirurgien doit examiner et étudier avec soin les trois questions suivantes : 1° Quelles sont les difficultés de l'opération; 2° Quels sont ses dangers ? 3° Quels sont les inconvénients de l'anus contre nature dans ces deux situations ?

I. *Difficultés de l'opération.* On admet ordinairement qu'il est plus laborieux de pratiquer la colotomie à la région lombaire qu'à la région inguinale. Cela tient à la plus grande profondeur qu'occupe l'intestin dans la région lombaire, et à la difficulté qu'il y a à bien distinguer l'intestin, quand il a été découvert. Mais il se présente chez certains enfants des circonstances qui ajoutent considérablement aux difficultés ordinaires de l'opération. Chez les sujets gras, la profondeur est telle, qu'il faut faire une incision extrêmement large pour atteindre le côlon. Le volume du rein est très variable à cette époque de la vie et quand il est gros, il peut recouvrir et cacher presque complètement l'intestin; puis encore le còlon au lieu d'être distendu par le méconium, comme on pourrait le croire, se trouve resserré et très difficile à découvrir. Il peut se rencontrer encore des anomalies dans la situation de l'intestin qui ne permettent pas d'ouvrir le côlon dans la région lombaire gauche sans intéresser le péritoine (1). On éprouve des difficultés analogues pour établir à l'aine un anus contre nature.

Pour m'éclairer sur le choix entre ces deux méthodes, je pratiquai les deux opérations sur le corps de vingt enfants, dix-huit morts-nés et deux qui avaient succombé quelques jours après leur naissance, puis j'examinai ensuite la position et la direction du côlon, sur chaque sujet. Sur dix-huit de mes vingt sujets, je trouvai la colotomie à l'aine très facile à faire, que l'instestin fût distendu ou non. Une fois, la trompe et le pavillon de Fallope se présentèrent dans la plaie, mais je pus facilement les écarter et pénétrer dans l'intestin. Dans les deux autres cas, il me fut impossible de trouver le côlon; c'était sur deux enfants bien conformés, l'un garçon, l'autre fille et morts à terme, au moment de leur naissance. A l'autopsie, je remarquai que le côlon descendant, avant de pénétrer dans le bassin, faisait un angle assez aigu et traversait l'abdomen, au niveau de la quatrième vertèbre lombaire, en formant

(1) M. Duncalle, de West Bromwich, après avoir cherché en vain l'intestin au périnée dans un cas d'imperforation de l'anus, tenta de pratiquer la colotomie lombaire, mais il ne réussit pas davantage à trouver l'intestin et il dut fermer la plaie sans avoir soulagé son opéré. (Bir. Med. Journ., Janv. 63.)

une longue circonvolution vers le côté droit pour pénétrer dans le rectum. La colotomie inguinale gauche était donc rendue impossible, dans ces deux cas, par la direction anormale du côlon descendant, mais il eût été facile d'établir dans l'aine droite un anus contre nature. On a observé cette disposition du côlon, dans un cas d'imperforation de l'anus que j'ai déjà cité et dans lequel la mort fut occasionnée par la rupture du cul-de-sac terminal de l'intestin.

M. Lys, qui me communiqua les détails particuliers, de cette observation, dit que le côlon descendant, au lieu de se diriger vers la fosse iliaque gauche, pour former l'S iliaque passait transversalement sur la colonne vertébrale au niveau de la quatrième vertèbre lombaire, longeait la symphyse sacro-iliaque droite et descendait dans le bassin pour se terminer en cul-de-sac, au niveau du col vésical.

Sur huit de mes vingt sujets, je pus trouver rapidement le côlon que j'ouvris sans intéresser le péritoine. Dans six, l'opération offrit certaines difficultés; pour deux de ces cas, c'était à cause de la situation extrêment profonde du gros intestin, dans deux autres, parce qu'en même temps qu'il était très profond, il était vide et revenu sur lui même, et dans les deux derniers, parce que le rein volumineux se trouvait sur son trajet et le masquait entièrement. Si les sujets avaient été vivants, je crois que les difficultés de l'opération auraient été bien plus grandes encore.

Sur six de ces sujets, je ne pus pratiquer la colotomie lombaire, sans ouvrir le péritoine, parce que le côlon était maintenu par un mésentère particulier et flottait dans l'abdomen (1). Sur trois d'entre eux, je mesurai le

(1) M. Lobligeois (thèse sur l'Oblitération congénitale des intestins) dit que sur onze sujets examinés par M. Gosselin pour déterminer la disposition du

méso-côlon, il avait une longueur d'un pouce (25 millim.). Je me trouvai une fois en présence de ce fâcheux obstacle, en pratiquant l'opération de la colotomie lombaire, chez un sujet vivant, pour une imperforation de l'anus; il s'y ajoutait encore cette difficulté que le côlon était vide et revenu sur lui-même et qu'il flottait librement dans la cavité abdominale (1). Les anomalies dans les rapports du côlon rendent très difficile la colotomie dans la région de l'aine ou dans la région des lombes, mais les obstacles se présentent bien plus fréquemment dans cette dernière région que dans l'aine. Si nous ajoutons à cela, les autres mouvements que nous avons déjà mentionnés, il en résulte que les difficultés opératoires sont bien plus grandes et plus sérieuses dans la colotomie lombaire que dans la colotomie inguinale. Le chirurgien encore peu expérimenté trouvera ce dernier procédé plus facile.

II. *Dangers de l'opération.* Les cas dans lesquels la colotomie a été appliquée sont encore trop peu nombreux, pour qu'on puisse établir une comparaison suffisante entre les deux méthodes. Dans le tableau que j'ai publié dans les transactions médico-chirurgicales, les résultats des opérations qui peuvent donner des conclusions certaines sont bien en faveur de la colotomie inguinale. Quand on établit un anus contre nature, dans la région lombaire, même sans ouvrir la cavité abdominale, la plaie nécessitée par l'opération est plus large et plus profonde que pour la co-

péritoine, il y en eut deux chez lesquels le chirurgien fut obligé de diviser la membrane séreuse pour ouvrir le côlon lombaire.

(1) Dans un cas où l'anus s'ouvrait en cul-de-sac, M. Erichsen ne put atteindre le rectum et il dût pratiquer la colotomie lombaire, mais il fut obligé d'intéresser le péritoine parce qu'il tomba sur un mésocolon large et flottant. L'enfant succomba à une péritonite. (Br. Med. Journal, 1867.)

lotomie inguinale. En outre, comme je l'ai indiqué déjà, on a de plus grandes chances de blesser le péritoine par la colotomie lombaire que par l'opération dans l'aine, quand l'intestin est vide, revenu sur lui-même ou maintenu par un meso-côlon un peu large. Il faut cependant avoir présent à l'esprit qu'une grande partie des accidents fâcheux qui surviennent à la suite de la colotomie, soit lombaire, soit inguinale, est due, dans une certaine mesure, aux lésions et aux altérations qui ont nécessité l'établissement de l'anus artificiel. Un enfant qui avait un anus en cul-de-sac et sur lequel je pratiquai la colotomie lombaire sans intéresser le péritoine, mourut dix-huit heures après l'opération. On avait, avant de me l'amener, fait une ponction profonde au fond du cul-de-sac, sans atteindre l'intestin. A l'autopsie, je trouve le côlon terminé en ampoule, dans la fosse iliaque gauche. L'instrument introduit par l'anus, avait pénétré dans le vagin, passé derrière l'utérus et blessé le péritoine.

III. Quand on établit un anus artificiel, soit dans les lombes, soit dans l'aine, il faut qu'il soit capable de remplir ses fonctions, et qu'il ne soit pas trop incommode pour le malade. C'est un point important à déterminer, quand on veut juger de la valeur comparative des opérations faites dans l'une ou l'autre région. Le chirurgien doit encore éclairer les parents sur les inconvénients de l'anus contre nature, nécessaire pour conserver la vie afin qu'ils jugent eux-mêmes de l'opportunité de l'opération.

Il est rare qu'après la colotomie dans l'aine, l'anus artificiel ait de la tendance à se resserrer, il laisse ordinairement un passage facile aux matières. M. Rochard, chirurgien de la marine, professeur à Brest, dans un mémoire intéressant, présenté à l'Académie de médecine de

Paris (1), a donné des détails circonstanciés sur les conditions dans lesquelles se trouvaient plusieurs malades qui avaient subi l'opération de la colotomie inguinale, quelques années auparavant.

Il mentionne, entre autres, les cas suivants : d'abord celui d'une femme robuste, employée aux plus durs travaux; elle avait été opérée en 1813 par Serrand (2) elle avait d'excellentes digestions, et rendait des fécès solides à des intervalles réguliers. Quand la défécation devait se faire, elle en était avertie par un sentiment de gêne et de plénitude dans le flanc gauche; elle retirait alors son bandage et sa compresse et les replaçait quand le besoin était satisfait. En dehors de ces moments, il ne sortait aucune matière, mais il y avait de temps en temps un peu de suintement par la partie supérieure de l'ouverture; elle n'était gênée par un écoulement fécaloïde, que quand elle avait de la diarrhée.

Une dame, opérée en 1816 par Miriel, jouit actuellement de la meilleure santé, elle va dans le monde et même au bal sans que personne puisse soupçonner qu'elle est atteinte de cette désagréable infirmité. Elle est mariée, a eu quatre enfants, ses grossesses et ses couches ont été tout à fait normales. Elle n'éprouve jamais la moindre douleur dans le point opéré.

Dans tous les malades qu'observa M. Rochard, il y avait une inversion ou un prolapsus de l'intestin variant environ de un à quatre pouces, et, chose remarquable, ce prolapsus se produisait exclusivement aux dépens de la partie de l'intestin située au delà de l'ouverture artificielle et cela tenait sans doute à cette circonstance, que le côlon

(1) Tome XXIII.

(2) *Vide* Amussat sur la possibilité d'établir un anus contre nature.

adhérait à l'ouverture des lombes, par sa partie inférieure, pendant qu'au-dessus il était libre et pouvait glisser facilement. Ce prolapsus ne causait presque aucune gêne et on aurait pu l'empêcher presqu'entièrement, au moyen d'un appareil bien fait qui aurait exercé une certaine compression.

La colotomie lombaire a été pratiquée assez souvent avec succès chez l'adulte, comme remède aux obstructions du rectum, pour que nous ayons des notions exactes sur les avantages de l'établissement d'un anus artificiel dans cette région (1). Je dois à l'obligeance de M. Walter Bryant d'avoir pu examiner un garçon de huit ans qui dut la vie à cette opération. Voici ce cas qui est extrêmement intéressant.

Imperforation de l'anus. — Le rectum s'ouvre dans l'urèthre. — Tentative avortée de restauration de l'anus. — Colotomie lombaire. — Guérison.

Observation 44. Un enfant du sexe masculin naquit dans l'Amérique du Sud, en janvier 1852, avec une imperforation de l'anus. L'intestin s'ouvrait dans l'urèthre. Un chirurgien allemand tenta, mais sans succès, de pénétrer dans l'intestin en faisant une incision au niveau de l'anus. Alors il pratiqua séance tenante la colotomie lombaire gauche. L'enfant s'éleva très bien et, dans la première partie de l'année 1860, vint en Angleterre. On consulta M. Erichsen sur l'opportunité d'une opération qui rétablirait l'anus à son siège normal, opération qui avait déjà été conseillée, mais il en déclina la responsabilité. Je vis alors ce jeune garçon avec M. Bryant au mois de juin 1860. Il était bien portant, bien développé, très actif et très intelligent. L'anus paraissait normal en apparence et on y rencontrait les plis radiés ordinaires que forme le sphincter externe; mais il était oblitéré par la peau. Sur le côté, à deux lignes environ de la ligne médiane, on remarquait la cicatrice de la première opération.

(1) Chez onze de mes malades adultes qui survécurent et guérirent de l'opération de la colotomie lombaire, il n'y eut ni rétrécissement de l'anus artificiel ni incontinence des matières fécales. Quand on fixe exactement l'intestin à la surface de la peau sur laquelle on fait une large ouverture, on évite la tendance au rétrécissement, soit dans la colotomie lombaire, soit dans la colotomie inguinale.

Le père nous apprit que les fécès s'échappaient aisément par l'anus contre nature et qu'il en avait toujours été ainsi depuis l'opération. Il n'y avait nulle tendance au rétrécissement. L'enfant n'avait ni sensation particulière, ni avertissement d'aucune sorte, quand la défécation devait se produire, ce qui survenait ordinairement le soir, mais il arrivait rarement qu'il fût importuné en d'autres moments par l'écoulement des matières, à moins qu'il n'eût un peu de diarrhée. Le principal inconvénient qu'il ressentait était une miction douloureuse et difficile qui se produisait à des intervalles indéterminés, mais qui était devenue plus fréquente depuis les deux dernières années et, d'ordinaire, ces souffrances apparaissaient deux ou trois fois par semaine. Il était obligé de faire, pour uriner, de grands efforts qui étaient suivis d'une grande faiblesse. Il avait une hernie inguinale droite qui paraissait être le résultat de ces efforts violents. Il s'écoulait avec l'urine, quelque peu de matières fécaloïdes, ce qui montrait qu'il s'échappait, de temps en temps, des matières intestinales dans la partie du côlon, située au delà de l'anus artificiel et qu'elles pénétraient de là, dans l'urèthre, en obstruant son passage. On devait surveiller de très près son régime et éviter de lui laisser manger des groseilles ou d'autres aliments indigestes.

L'anus artificiel était très large, de forme ovale, la membrane muqueuse rouge faisait au-dehors une saillie en plis radiés. La surface n'était presque pas sensible et le doigt passait aisément dans l'intestin, au-dessus et au-dessous de l'ouverture qui était faiblement limitée par les muscles abdominaux placés autour de l'orifice. La peau voisine n'était le siège d'aucune irritation. Quand le malade fit un léger effort il y eut un peu de prolapsus de l'intestin; ce phénomène se reproduisait toutes les fois que la partie était découverte pour pratiquer les soins indispensables de propreté. Ce prolapsus se réduisait aisément au moyen d'une pression légère; cependant, quelques mois auparavant, il s'était formé une inversion très considérable qu'on eut beaucoup de peine à réduire; il fallut faire usage du chloroforme pour y parvenir (1).

La situation de l'anus contre nature qui se trouvait à trois centimètres de l'épine dorsale rendait les manœuvres très faciles, et l'enfant pouvait très aisément d'ordinaire remédier lui-même au prolapsus, au moyen

(1) Dans une séance de la Société de chirurgie à Paris, M. Larrey présenta un enfant âgé de sept mois et demi, venu au monde avec une imperforation de l'anus. M. Maisonneuve, qui n'avait pas réussi à trouver l'intestin par une opération faite dans la région périnéale, pratiqua alors la colotomie lombaire qui réussit. L'anus artificiel était le siège d'un prolapsus double aux dépens du bout supérieur et du bout inférieur, et ces parties en prolapsus s'écartaient en divergeant. On ne fit aucune tentative de réduction. (Bulletin de la Société de chirurgie, t. VI, p. 410.)

d'une légère compression faite à l'aide d'un morceau de linge ou d'une éponge; un bandage peu serré et un tampon très doux suffisaient pour maintenir l'intestin en place dans les autres moments. L'enfant pouvait faire de l'exercice et courir comme les autres garçons de son âge et personne ne se serait jamais douté de son infirmité s'il n'avait eu, de temps en temps, de grandes difficultés dans la miction.

Pour obvier à ce si sérieux inconvénient, il se présentait deux procédés : 1° L'application permanente d'un tampon qui empêcherait le passage des fécès dans le bout inférieur de l'intestin; 2° Une opération ayant pour but d'oblitérer ce bout inférieur. Comme cette dernière manière de faire n'était pas sans danger, nous fûmes d'avis d'essayer du premier procédé. On introduisit dans le côlon, au delà de l'ouverture extérieure, une éponge de forme convenable qu'on fixa à l'aide d'une forte ligature. Ce procédé sembla répondre en partie au but qu'on se proposait, car l'enfant n'eut plus d'accidents en urinant; néanmoins, il passait encore des matières liquides dans le bout inférieur et les parents ne continuèrent pas à appliquer ce moyen : ils lavaient seulement chaque jour ce bout inférieur à l'aide d'injections.

Quand les fécès cessent de passer par le bout inférieur, il faut s'attendre à trouver cette portion d'intestin plus ou moins oblitérée. Le Dr Harris a rapporté la relation intéressante de la dissection des organes d'un malade qui mourut d'une affection des reins, cinq ans et demi après la colotomie lombaire, pratiquée par le Dr Haker, de Liverpool, pour une fistule vésico-intestinale. La portion d'intestin située entre l'anus artificiel et la cicatrice de l'ouverture recto-vésicale était entièrement atrophiée et réduite à un ligament fibro-aréolaire (1).

Une femme qu'opéra M. Heath survécut deux ans et quelques mois, et, à l'autopsie, on trouva l'intestin situé au delà de l'anus contre nature, réduit à un ligament cylindrique moins gros que l'index (2).

Je dois à l'obligeance du Dr Amussat, la relation d'un cas d'imperforation de l'anus, s'ouvrant en cul-de-sac,

(1) Liverpool and Manchester medical and chirurgical Report, 1875, p. 104.
(2) Path. Trans., 1875, p. 145.

pour lequel son père pratiqua la colotomie lombaire en 1852. C'était un garçon qui, à l'âge de 8 ans, jouissait d'une excellente santé et remplissait régulièrement ses fonctions. On maintenait dans l'anus artificiel une bougie de cire au moyen d'un bandage. Amussat n'eut que deux cas de colotomie lombaire suivis de succès chez les enfants. L'un d'eux mourut à l'âge de 7 ans.

Quand le sujet jouit d'une bonne santé, l'anus artificiel cause bien moins de désagrément qu'on ne le croirait d'ordinaire. Il peut toujours se faire un léger prolapsus de la membrane muqueuse du côlon, ce qui tient à la faiblesse de la paroi abdominale et à son défaut de soutien. Quand les fonctions intestinales sont normales, l'évacuation des matières intestinales se fait régulièrement, à heures fixes et l'anus ne laisse rien écouler en dehors de ces moments, et un bandage bien appliqué suffit pour prévenir le prolapsus et empêcher l'écoulement intempestif des matières. Quand il y a de la diarrhée ou qu'il se produit des gaz anormaux, le malade est en proie à bien des désagréments et incapable de vivre en société.

On a dit qu'un anus artificiel dans les lombes était bien plus gênant qu'un anus à l'aine, au point de vue des soins que le malade avait à se donner à lui-même ; mais, d'un autre côté, l'anus dans l'aine doit amener bien plus de répugnance dans les relations sexuelles. J'avoue que je ne vois pas d'assez grandes différences entre ces deux inconvénients pour déterminer le choix entre ces deux opérations. Les difficultés et les dangers de la colotomie lombaire, que j'ai signalés chez les enfants, me conduiraient à préférer la colotomie inguinale pour sauver la vie des malades atteints d'obstruction intestinale, c'est ce qu'on fit dans le cas suivant :

Imperforation de l'anus et du rectum. — Colotomie inguinale.

Observation 45. Une petite fille née à sept mois de vie intra-utérine, avec une imperforation de l'anus me fut amenée à l'hôpital de Londres, le deuxième jour après sa naissance. M. Gowlland mit la plus grande persévérance à chercher l'intestin dans la région périnéale, mais ne put y parvenir. Je vis l'enfant avec lui et nous décidâmes qu'il y avait lieu de pratiquer la colotomie inguinale, bien qu'avec peu de chance de succès à cause des mauvaises circonstances dans lesquelles se trouvait cette enfant. Nous ouvrîmes l'intestin dans l'aine avec les plus grandes précautions et seulement après l'avoir fixé à la paroi abdominale, afin d'éviter qu'aucune parcelle de méconium ne tombât dans la cavité péritonéale. L'enfant poussa des cris violents pendant les deux temps de l'opération, mais elle fut bien moins affaiblie qu'on n'aurait pu s'y attendre. Cependant elle ne survécut que six jours (1).

Dans une discussion soulevée à l'Académie de médecine de Paris (2), s'agita la question de savoir s'il fallait préférer le côté gauche pour y faire l'anus contre nature. M. Huguier fut d'avis qu'il était nécessaire de pratiquer la colotomie dans l'aine droite. Il prétendit que, pendant la vie intra-utérine l'S iliaque a une courbure très prononcée et que l'intestin n'ayant pas assez de place dans la fosse iliaque gauche, passe dans la droite pour plonger ensuite dans le bassin et se continuer avec le rectum. Il avait observé cette disposition chez des enfants âgés de huit mois à deux ans. L'ouverture faite au côté droit est alors plus près de la terminaison de l'intestin et l'enfant est bien moins exposé au prolapsus, à cause de la diminution de flexion de l'S iliaque, à mesure qu'il grandit.

(1) J'ai depuis pratiqué la colotomie inguinale gauche dans deux autres cas d'imperforation, mais l'issue ne fut pas favorable. Il n'y eut pas de difficultés opératoires et le méconium s'échappa aussitôt en grande quantité. Les deux enfants moururent quelques jours après. Guersant pratiqua l'anus artificiel dans la région inguinale onze fois et ne put sauver un seul de ses malades. (Bulletin de Thérapeutique, t. XLIX.)

(2) Bulletin, t. XXIV, 1858-1859, p. 445.

Je pratiquai la colotomie inguinale sur cinq sujets morts jeunes. Sur trois d'entre eux, il fut très aisé d'arriver jusqu'à l'intestin; chez un même, l'anse du côlon décrivait une courbe de neuf pouces (vingt-deux centimètres) de longueur de gauche à droite. Dans le quatrième cas, quand l'abdomen fut ouvert, l'intestin grêle se présenta et il fut impossible d'atteindre le côlon; je trouvai que l'intestin descendait dans la fosse iliaque gauche, en faisant une circonvolution considérable (cinq pouces de long, douze centimètres) au niveau de l'aine gauche, avant de se terminer dans le rectum. Sur le cinquième sujet, le cæcum se présenta à l'ouverture et le côlon ne put être atteint. Le gros intestin s'éloignait de la fosse iliaque gauche en faisant une circonvolution de trois pouces (sept centimètres et demi) de long, mais n'allait pas jusqu'à l'aine droite.

M. Boucart a aussi examiné un grand nombre de cadavres d'enfants nouveau-nés ou âgés de quelques jours, à propos de la question soulevée par M. Huguier, et il trouva que la direction transversale du côlon était tout à fait exceptionnelle. Dans 144 cas sur 150, l'S iliaque était en rapport direct avec la paroi abdominale du côté gauche. Dans les opérations faites sur le côté droit, le cæcum se présentait d'ordinaire, et souvent il était impossible d'atteindre l'S iliaque (1).

D'après ces observations, nous pouvons conclure que la disposition du côlon décrite par M. Huguier n'est pas si constante qu'il le déclare. Le côlon, dans les premiers temps de la vie, est extrêmement développé et forme, après avoir traversé la fosse iliaque gauche, des circonvolution d'étendues très variables suivant les différents

(1) Archives générales de médecine, novembre 1863, p. 621.

sujets. Quoique, dans son trajet ordinaire, il se dirige vers l'aine droite, les exceptions sont trop nombreuses pour que l'opération dans l'aine droite soit aussi praticable que dans l'aine gauche. Il ne faut pas non plus attacher grande importance à cette circonstance que, dans l'aine droite, l'anus artificiel serait plus près de la terminaison de l'intestin; et, s'il semble probable que l'opération pratiquée à droite expose moins au prolapsus du bout inférieur de l'intestin, d'un autre côté, cette même opération rendrait plus facile l'inversion du bout supérieur qui serait plus libre dans la cavité abdominale.

Le seul cas, dans lequel la colotomie a été pratiquée à l'aine droite, autant que je le sache, est rapporté par M. Bryant (1). Le côlon fut ouvert sans difficulté, et fixé aux bords cutanés de la plaie par deux sutures. Mais le résultat ne fut pas favorable, ce qui n'engage pas à recommencer le procédé. Peu d'heures après, dans une crise de toux, les points de suture cédèrent, l'intestin grêle fit hernie dans la plaie et l'enfant mourut dix heures après l'opération. Il dut se produire, dans ce grand effort, un violent tiraillement du côlon pour produire si rapidement la déchirure des tissus suturés et permettre, à travers la plaie laissée libre, la hernie de l'intestin grêle.

Pour pratiquer sur les enfants la colotomie inguinale, on fait une incision oblique d'un pouce et demi à deux pouces de long (trois centimètres et demi à cinq centimètres) au-dessous de l'épine iliaque antéro-supérieure. On divise les fibres des muscles abdominaux sur une sonde cannelée passée au-dessous d'eux et on ouvre avec précaution le péritoine dans une étendue suffisante. Le côlon se présente d'ordinaire de lui-même, mais si le petit intestin

(1) Chirurg. [illegible] ease of Children, p. 40.

faisait hernie, il faudrait chercher le côlon un peu plus haut. On passe alors à travers les enveloppes de l'intestin, au niveau de l'angle supérieur de la plaie, une aiguille courbe munie d'un fil de soie et on en fait autant, au niveau de l'angle inférieur. On tire alors, au moyen de ces fils, l'intestin au dehors et on l'ouvre en pratiquant une incision dans le sens de sa longueur. On fixe alors les deux bords de l'ouverture intestinale aux lèvres de la plaie par quatre points de sutures entre les points d'entrée et de sortie des premières aiguilles. Chez les enfants, je préfère les fils de soie aux fils métalliques, parce que les premiers sont moins sujets à couper et à ulcérer des tissus encore délicats.

TABLE DES MATIÈRES

CHAPITRE V.

Des hémorrhoïdes.

CHAPITRE VI.

Chute du rectum.

CHAPITRE VII.

Polype du rectum.

CHAPITRE VIII.

Tumeur villeuse du rectum.

CHAPITRE IX.

Fistule à l'anus.

CHAPITRE X.

Catarrhe du rectum.

CHAPITRE XI.

Ulcère chronique du rectum.

CHAPITRE XII.

Rétrécissements du rectum.

CHAPITRE XIII.

Cancer du rectum.

CHAPITRE XIV.

Cancer épithélial de l'anus et du rectum.

CHAPITRE XV.

Cancer mélanique de l'anus.

CHAPITRE XVI.

Obstructions du rectum et procédés opératoires qui y remédient.

CHAPITRE XVII.

Atonie du rectum.

CHAPITRE XVIII.

Tumeurs et excroissances anales.

CHAPITRE XIX.

Contracture organique de l'anus.

CHAPITRE XX.

Prurigo anal.

CHAPITRE XXI.

CHAPITRE XXII.

Colotomie dans les malformations congénitales de l'anus et du rectum.

Paris. — Typ. A. Parent, A. Davy, Succ' rue Monsieur-le-Prince, 29-31.

[library stamp]

www.ingramcontent.com/pod-product-compliance
Ingram Content Group UK Ltd.
Pitfield, Milton Keynes, MK11 3LW, UK
UKHW012019240726
13965UKWH00002B/468